经上海市中等职业教育课程教材审定委员会审定准予使用　准用号ZJ—2008069

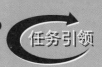

复旦卓越·21世纪中等职业教育护理系列教材

Yaowu Yingyong Huli
药物应用护理

主　编　吴国忠
副主编　包辉英　张　庆
编　者（以姓氏笔画为序）
包辉英（上海交通大学医学院附属卫生学校）
刘　斌（江苏省淮阴卫生高等职业技术学校）
张　庆（山东省济南卫生学校）
张国红（上海市杨浦区卫生学校）
吴国忠（上海交通大学医学院附属卫生学校）
严祖倍（上海交通大学医学院附属卫生学校金山分校）
邹浩军（江苏省无锡卫生高等职业技术学校）
陈晓晶（上海市卫生学校）
胡爱忠（上海市浦东新区卫生学校）
胡鹏飞（上海市卫生学校）
海　波（江苏省淮阴卫生高等职业技术学校）
徐丹萍（上海市卫生学校崇明分校）
袁海虹（上海交通大学医学院附属卫生学校）

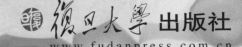

复旦大学出版社
www.fudanpress.com.cn

中等职业教育护理专业核心课程教材编写委员会成员

主任：巫向前

常务副主任：戴鸿英

副主任：沈岳奋　余剑珍　王　杨

委　员：（按姓氏笔画排序）
　　　　王　杨　余剑珍　余　珊　张　庆　沈岳奋　邵壁均
　　　　陆彩虹　周芳华　巫向前　罗照水　胡爱忠　胡颂恩
　　　　海　波　郭丹云　高三度　章雅青　戴鸿英

秘书：张美琴

内 容 提 要

本书是中等职业教育护理系列核心课程教材之一。

本书共 34 章,分别是概述、药物应用的基本原则、机体对药物的处置、影响药物作用的因素、抗菌药概论、抗生素、人工合成抗菌药、抗结核药、抗真菌药、抗病毒药、抗恶性肿瘤药、传出神经系统概论、拟胆碱药、抗胆碱药、拟肾上腺素药、抗肾上腺素药、局部麻醉药、镇静催眠药、抗癫痫和抗惊厥药、抗精神失常药、镇痛药、解热镇痛抗炎药、抗高血压药、治疗慢性心功能不全药、抗心绞痛药、抗心律失常药、利尿药及脱水药、组胺和抗组胺药、作用于呼吸系统的药物、作用于消化系统的药物、子宫收缩药及舒张药、肾上腺皮质激素类药、甲状腺激素和抗甲状腺药、降糖药。

本书适合中等职业学校护理专业师生使用,也可作为护理工作者的参考用书。

序

为了贯彻落实国务院、教育部《关于大力发展职业教育的决定》，由上海市教育委员会组织开发编制的《上海市中等职业技术学校护理专业教学标准》已于2006年10月正式出版发行。这是实施中等职业教育课程与教材深化改革的一项重要举措，旨在建设反映时代特征、具有职业教育特色、品种多样、系列配套、层次衔接，并能应对劳动就业市场和满足学生多元发展需要的中等职业教育课程和教材体系。

《上海市中等职业技术学校护理专业教学标准》以"任务引领型"目标为核心，设计了4个专门化方向，即临床护理、重症监护、助产士、口腔护理。根据专业标准，护理专业共设28门课程，其中专业核心课程9门，专门化方向课程19门。

护理专业课程有以下5个特征：

一是任务引领，即以工作任务引领知识、技能和态度，使学生在完成工作任务的过程中学习专业知识，培养学生的综合职业能力。

二是结果驱动，即通过完成典型案例分析或任务，激发学生的成就动机，使之获得完成工作任务所需要的综合职业能力。

三是突出能力，即课程定位与目标、课程内容与要求、教学过程与评价都围绕职业能力的培养，涵盖职业技能考核要求，体现职业教育课程的本质特征。

四是内容适用，即紧紧围绕完成工作任务的需要来选择课程内容，不强调知识的系统性，而注重内容的实用性和针对性。

五是做学一体，即打破长期以来的理论与实践二元分离的局面，以任务为核心，实现理论与实践一体化教学。

为了促进新教材的推广使用，便于边使用边修订完善，我们整合全国中等职业学校在护理专业方面的优质资源，成立了由相关中等职业学校领导及专家组成的教材编写委员会，并组织各中等职业学校资深的专业教师，结合临床护理的实际需要编写教材，力求在体现以"任务引领型课程"为主体的中等职业教育课程与教材改革的理念与思路等方面进行尝试。

本套教材在积极贯彻落实上海市中等职业技术教育深化课程教材改革任务的同时，希望能为全国中等职业技术教育的课程教材改革提供案例，努力为我国职业教育的发展作出自己应有的贡献。

护理专业教材编写委员会
2007 年 11 月

前　言

本课程是中等职业教育护理核心课程之一。本教材是以上海市教委组织的中等职业教育课程改革项目为总体指导，参照《中等职业教育课程改革护理专业核心课程——药物应用护理课程标准》编写而成的。

本书编者尝试着以"任务引领"为教学目标，以护理工作人员在护理工作岗位上所需要的药物学知识为依据，编写了这本教材。本书有如下特点：

1. 从护理人员实际工作需要出发，重点阐述药物在应用过程中的效应、用药护理及不良反应的观察。

2. 为扩大学生的知识面，增加可读性，每章附知识链接，介绍药物或疾病的相关知识，供学生课外学习。

3. 以活动课形式来加深理解和验证理论课的内容，活动课包括实验、讨论、参观等。

4. 药物名称以《中华人民共和国药典》（2005版）及新版《新编药物学》为准。

限于编者对本次教材编写指导思想的理解，本教材在内容编排和撰写中难免有不足及不妥之处，恳请使用本教材的老师及同道予以谅解和指正。

编　者
2008年5月

目 录

第一章　概述 1
第二章　药物应用的基本原理 4
 第一节　药物作用的基本规律 4
 第二节　药物剂量与效应的关系 6
 第三节　药物作用的机制 7
第三章　机体对药物的处置 10
 第一节　药物的跨膜转运 10
 第二节　药物的体内过程 11
第四章　影响药物作用的因素 16
 第一节　机体方面的因素 16
 第二节　药物方面的因素 18
第五章　抗菌药概论 24
第六章　抗生素 27
 第一节　β-内酰胺类抗生素 27
 第二节　大环内酯类、林可霉素类及万古霉素类抗生素 31
 第三节　氨基糖苷类抗生素 33
 第四节　多黏菌素类抗生素 35
 第五节　四环素类及氯霉素 35
第七章　人工合成抗菌药 39
 第一节　喹诺酮类药物 39
 第二节　磺胺类药及甲氧苄啶 41
 第三节　其他人工合成抗菌药 43
第八章　抗结核药 46
第九章　抗真菌药 50

第 十 章　抗病毒药 ………………………………………………………… 53
第十一章　抗恶性肿瘤药 …………………………………………………… 56
　　第一节　概述 …………………………………………………………… 57
　　第二节　常用抗恶性肿瘤药物 ………………………………………… 60
第十二章　传出神经系统概论 ……………………………………………… 66
　　第一节　传出神经的递质和分类 ……………………………………… 67
　　第二节　传出神经的受体和效应 ……………………………………… 68
　　第三节　传出神经系统药物的作用方式及分类 ……………………… 71
第十三章　拟胆碱药 ………………………………………………………… 73
　　第一节　胆碱受体激动药 ……………………………………………… 73
　　第二节　抗胆碱酯酶药 ………………………………………………… 75
第十四章　抗胆碱药 ………………………………………………………… 80
　　第一节　M 受体阻断药 ………………………………………………… 80
　　第二节　N 受体阻断药 ………………………………………………… 83
第十五章　拟肾上腺素药 …………………………………………………… 86
　　第一节　激动α和β受体的拟肾上腺素药 …………………………… 87
　　第二节　主要激动α受体的拟肾上腺素药 …………………………… 90
　　第三节　主要激动β受体的拟肾上腺素药 …………………………… 92
第十六章　抗肾上腺素药 …………………………………………………… 94
　　第一节　α受体阻断药 ………………………………………………… 94
　　第二节　β受体阻断药 ………………………………………………… 97
第十七章　局部麻醉药 ……………………………………………………… 99
第十八章　镇静催眠药 ……………………………………………………… 104
第十九章　抗癫痫药和抗惊厥药 …………………………………………… 109
　　第一节　抗癫痫药 ……………………………………………………… 109
　　第二节　抗惊厥药 ……………………………………………………… 112
第二十章　抗精神失常药 …………………………………………………… 114
　　第一节　抗精神病药 …………………………………………………… 114
　　第二节　抗躁狂抑郁症药 ……………………………………………… 117
　　第三节　抗抑郁药 ……………………………………………………… 118
　　第四节　抗焦虑症药 …………………………………………………… 119
第二十一章　镇痛药 ………………………………………………………… 120
第二十二章　解热镇痛抗炎药 ……………………………………………… 125
第二十三章　抗高血压药 …………………………………………………… 130
第二十四章　治疗慢性心功能不全药 ……………………………………… 137
　　第一节　强心苷类药 …………………………………………………… 137
　　第二节　非强心苷类药 ………………………………………………… 141
　　第三节　减轻心脏负荷药 ……………………………………………… 141

第二十五章	抗心绞痛药	143
第二十六章	抗心律失常药	148
第二十七章	利尿药及脱水药	153
第一节	利尿药	154
第二节	脱水药	157
第二十八章	组胺和抗组胺药	159
第一节	组胺	159
第二节	抗组胺药	160
第二十九章	作用于呼吸系统的药物	163
第一节	镇咳药	163
第二节	祛痰药	165
第三节	平喘药	167
第 三 十 章	作用于消化系统的药物	171
第一节	助消化药	171
第二节	治疗消化性溃疡药	172
第三节	止吐药	174
第四节	泻药与止泻药	174
第三十一章	子宫收缩药及舒张药	177
第一节	子宫兴奋药	177
第二节	子宫平滑肌抑制药(抗早产药)	180
第三十二章	肾上腺皮质激素类药	182
第一节	糖皮质激素	182
第二节	性激素和计划生育用药	186
第三十三章	甲状腺激素和抗甲状腺药	189
第一节	甲状腺激素	189
第二节	抗甲状腺药	190
第三十四章	降糖药	193
第一节	胰岛素	194
第二节	口服降血糖药	195
第三十五章	作用于血液和造血系统药物	198
第一节	促凝血药和抗凝血药	198
第二节	抗贫血药	202
第三节	血容量扩充剂	204

第一章 概 述

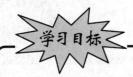

1. 理解药物和药物应用护理概念。
2. 知道药理学、药效学和药动学的概念。
3. 熟悉药物应用护理的基本知识。
4. 了解药物和药理学发展简史。

一、药物和药理学发展简史

人类在生存及同疾病作斗争的过程中,发现了许多天然物质可以缓解和治疗疾病,积累了丰富的医药知识。在我国秦汉时期,第一部药物学著作《神农本草经》的问世,是药物历史上的重要里程碑。该书收载药物 365 种,比较系统地总结了当时我国人民积累的医药知识,其中不少药物至今仍然广泛应用,如大黄导泻、麻黄止喘。公元 659 年,唐代的《新修本草》是我国第一部由政府颁发的药典,收载药物 884 种。明代医学家李时珍,历经 27 载的千辛万苦,完成了科学巨著《本草纲目》,该书共分 52 卷,收载药物 1 892 种。该书先后被译成英、日、德等 7 种文字广为流传,为我国及世界医药学的发展作出了巨大贡献。19 世纪前后,随着科学技术的发展,尤其是生理学和有机化学的发展,促进了现代药理学的形成和发展,并成为一门独立的现代科学。科学家首先从罂粟碱中分离提纯出吗啡,并在犬实验中证明其有镇痛作用。随后确定了士的宁的作用部位。进入 20 世纪,人工合成药物及抗生素得到了较大的发展。砷凡纳明治疗锥虫病和梅毒,开创了合成药物治疗传染病的先河。青霉素的发明和使用,药物作用机制的受体假说理论的提出,以及各种药理实验方法的建立,都推动了现代药理学的快速发展。

知识链接

在我国古代,大部分药物是植物药,《神农本草经》中的本草即是药物的代名词。古人为了提高该书的地位,增强人们的信任感,借用神农遍尝百草、发现药物这一妇孺皆知的传说,将神农冠于书名之首,定名为《神农本草经》。《神农本草经》的作者及成书具体年份尚无实证加以确定,但它成书于东汉,并非出自一时一人之手,而是秦汉时期众多医学家总结、搜集、整理当时药物学经验成果的专著,这已经是医学史界比较公认的结论。

明代伟大的医药学家李时珍(公元 1518~1593年),在《证类本草》的基础上进行彻底的修订,"岁历三十稔,书考八百余家,稿凡三易",编成了符合时代发展需要的本草著作——《本草纲目》,于李时珍死后 3 年(1596 年)在金陵(今南京)首次刊行。此书载药 1 892 种,附方 11 000 多个。李时珍在这部书中全面整理和总结了 16 世纪以前中国人民的药物知识,并作了很大扩充。他改绘药图、订正错误,并按药物的自然属性,分为十六纲、六十类,每药之下,分释名、集解、修治、主治、发明、附方及有关药物等项,体例详明,用字严谨,是中国本草史上最伟大的著作,也是中国科学史中极其辉煌的成就。

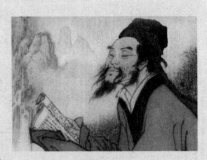

李时珍画像
吕镌艺绘

近几十年,由于细胞生物学、免疫学、分子生物学及生物统计学等学科的迅猛发展,为药理学的研究提供了新的理论和方法。药理学研究从系统、器官水平深入到细胞、分子水平,同时也出现了许多分支学科,如神经药理学、内分泌药理学、生殖药理学、分子药理学、免疫药理学、时间药理学及临床药理学等,这些学科的建立与发展,将药理学推向一个空前的发展阶段。

 二、药物应用护理的概念

药物应用护理是以药理学知识为基础,以人为研究对象,介绍在临床用药过程中,护理人员如何遵照医嘱、使用药物及观察药物使用后的效应及不良反应。

知识链接

药物的分类

药物根据来源不同可分 3 类。
1. **天然药物** 从植物、动物或矿物中分离、提取的活性物质。
2. **合成药物** 人工合成的自然界存在或不存在的化学物质。
3. **基因工程药物** 利用 DNA 重组技术生产的药品。

药理学是研究药物与机体相互作用的规律及其机制的学科。药理学是连接基础医学与临床医学、医学与药学的桥梁。药物是用于预防、诊断、治疗疾病和计划生育,并规定适应证、用法及用量的化学物质,是人类与疾病斗争的重要武器。药理学的研究任务主要包括药物效应动力学和药物代谢动力学两个方面。药物效应动力学,简称药效学,研究药物对机体的作用规律及作用机制;药物代谢动力学,简称药动学,研究机体对药物处置的过程,包括药物在机体内吸收、分布、代谢、排泄的过程及血药浓度随时间变化的规律。

 三、药物应用的护理须知

护理工作是整个医疗工作的重要组成部分。在临床药物治疗过程中,护士既是药物治疗的实施者,又是用药前后的监护者。在发挥药物的最佳疗效、降低药物不良反应的过程中,护理工作起着重要作用。护士不仅要执行医嘱,还需注意下列几点:

1. 执行医嘱前　应了解患者的病情和医生的诊断,明确医生用药的目的。同时,要了解所用药物的作用、可能发生的不良反应和用药注意事项。若对医嘱有疑问时,应先与医生联系后再执行医嘱。

2. 执行医嘱时　严格执行"三查七对",即操作前查、操作中查、操作后查;对床号、姓名、药名、剂量、浓度、给药方法和用药时间进行核对,尤其是剂量是否在治疗量范围内。若有疑问应及时与医生联系,避免医疗事故的发生。

3. 用药期间　注意观察药物的疗效和不良反应,主动询问和检查患者的有关症状。若药物反应强烈,应向患者做好解释工作,并及时与主管医生汇报,同时可以采取临时护理措施,避免药源性疾病的发生。

4. 整个药物治疗过程中　护士应该教育患者及其家属积极配合药物治疗,按时服药,不擅自停药。此外,护士还应讲解所用药物的有关知识,讲解某些食物可能对药物作用会产生的影响以及出现不良反应时可以采取的措施等,保障用药的安全有效。

(吴国忠)

第二章 药物应用的基本原理

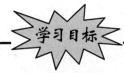

1. 熟悉药物的基本作用、作用方式和药物作用的选择性。
2. 理解药物的不良反应。
3. 理解剂量的概念。
4. 理解血浆半衰期的概念,能根据半衰期判断药物的体内浓度。
5. 理解治疗指数的概念和意义。
6. 知道受体概念和特性。
7. 理解激动剂、拮抗剂和部分激动剂的概念,并能举例说明。

第一节 药物作用的基本规律

一、药物的基本作用

药物的基本作用包括兴奋作用和抑制作用。能使机体功能活动增强的作用称为兴奋作用,如强心苷使心肌收缩力加强,心输出量增加;能使机体功能活动减弱的作用称抑制作用,如地西泮产生镇静催眠作用等。在一定条件下,兴奋作用与抑制作用之间可相互转化,如大量应用中枢兴奋药物,将使中枢过度兴奋而转入衰竭性抑制。药物作用是药物与机体组织细胞间的初始作用。药物效应是药物作用的结果,是机体原有功能的改变。在药理学中,药物作用与药物效应常常通用。

二、药物作用的方式

1. 局部作用　药物吸收入血以前,在用药部位出现的直接作用称为局部作用。如应用局麻药时产生的局部麻醉作用；碘酊、酒精对皮肤表面的消毒作用；口服复方氢氧化铝片中和胃酸的作用。

2. **吸收作用（全身作用）** 药物经给药部位吸收入血后，分布到机体有关部位产生的作用称为吸收作用或全身作用。如阿司匹林吸收入血后产生的解热镇痛作用。

三、药物作用的选择性

药物对机体不同组织器官在作用性质或作用强度方面的差异称为药物的选择性。药物的选择性是相对的。选择性高的药物，针对性强、不良反应少，如青霉素主要对革兰阳性细菌作用强；选择性低的药物，针对性差、不良反应多，但作用范围广，如阿托品在解除胃肠道痉挛的同时还有口干、心率加快等不良反应。药物的选择性作用是药物分类的基础，也是临床选药的依据。

四、药物作用的结果

（一）药物的治疗作用

凡符合用药目的或能达到防治疾病效果的作用称为药物的治疗作用。根据治疗目的的不同，治疗作用又可分为对因治疗和对症治疗。对因治疗目的在于消除致病因子，彻底治愈疾病，如细菌感染引起发热，应用抗菌药抑制或杀灭细菌。对症治疗目的在于缓解和改善疾病症状，如应用解热镇痛药降低患者因细菌感染引起的体温升高。一般情况下，对因治疗比对症治疗重要。但在某些危急时刻，如休克、惊厥、心跳骤停等，及时给予对症治疗，可以防止病情恶化，挽救患者的生命。

（二）药物的不良反应

凡不符合用药目的，并给患者带来病痛和危害的反应为不良反应。主要分为以下几种类型。

1. **不良反应** 指药物在治疗剂量时出现的与治疗目的无关的作用。产生不良反应的原因与药物的选择性低、作用广泛有关。当把某一药理作用作为治疗目的时，其他的药理作用就成为与治疗目的无关的不良反应；而且，有些药物因治疗目的的不同，治疗作用与不良反应可以相互转化。药物的不良反应是药物本身所固有的，一般症状较轻，对机体的危害性不大，且可以预知。

2. **毒性反应** 指药物在用量过大、用药时间过长、或机体对某些药物敏感性过高时所造成的对机体有危害性的反应。如长期大量服用利福平造成肝脏损害，大量应用氨基糖苷类药物引起的耳鸣、耳聋。常见的毒性反应多见于循环、呼吸及神经系统，也可见到肝、肾、骨髓、内分泌功能的损害。毒性反应大多数是可以预知的，应该避免发生。

3. **继发反应** 是指药物发挥治疗作用后引起的不良后果，称为二重感染。如长期应用广谱抗菌药，导致敏感菌被抑制，不敏感菌大量繁殖，肠道内菌群的生态平衡被破坏，引起真菌或一些耐药菌的继发感染。

 知识链接

> 过敏反应的临床表现为皮疹、药热、哮喘、血管神经性水肿、剥脱性皮炎，最严重的表现为过敏性休克。在应用抗生素、磺胺类、阿司匹林以及生物制品等易引起过敏反应的药物时应谨慎，一些药物使用前要按规定做皮肤过敏试验，试验阳性者应禁用。

4. 变态反应 又称为过敏反应,是指少数人对某些药物产生的病理性免疫反应。变态反应与药物剂量及药物作用无关,且难以预料。药物在体内的代谢产物或药物制剂中的其他物质,作为抗原或半抗原都会引起变态反应。

5. 致突变、致畸、致癌 药物损伤DNA,引起基因突变,称为药物的致突变作用;药物影响胚胎生长发育,导致胎儿畸形,称为致畸作用;药物引起基因突变而导致癌症发生称为致癌作用。

五、个体差异

大多数人对同一药物的反应是相似的,但少数人可以有明显的差异,称为个体差异。对同一药物,有的患者特别敏感,很小剂量就能达到应有的作用,常规剂量则产生强烈作用甚至中毒反应,称为高敏性;有的患者则相反,对药物敏感性较低,需要较大剂量才能达到应有的作用,称为耐受性;如果是反复多次用药引起的敏感性下降,停药一段时间还可以恢复敏感性,称为后天耐受性。

第二节 药物剂量与效应的关系

药物的剂量大小与药物效应强弱之间呈正比关系,称量-效关系。在一定剂量范围内,药物效应随着剂量的增加而增强。当剂量超过一定的限度时,则产生中毒反应,甚至引起死亡。

一、剂量的概念

药物的剂量即用药的份量。按剂量大小与药效的关系,常见剂量有下列几种:

1. **无效量** 剂量太小不出现药理效应。
2. **最小有效量** 随着剂量的增加,出现疗效时的最小剂量,称为最小有效量。
3. **治疗量** 介于最小有效量和极量之间,能对机体产生明显效应而又不引起毒性反应的剂量,是适合大多数人选用的常用量。
4. **极量** 能引起最大效应而又不至于中毒的剂量,也称为最大治疗量,是国家药典明确规定允许使用的最大剂量,超过极量有引起中毒的危险。
5. **最小中毒量** 药物引起毒性反应的最小剂量。

在最小有效量和最小中毒量之间的范围称为药物的安全范围。安全范围愈大则用药愈安全。

中毒量和致死量在临床治疗上没有实用意义,只是在测定药物毒性强弱的动物实验中使用。通常测定引起半数实验动物死亡的半数致死量(LD_{50}),作为药物毒性大小的指标;同样也可规定疗效指标,测定实验动物的半数有效量(ED_{50})。为了估计药物的安全性,常用实验动物的LD_{50}和ED_{50}的比值(LD_{50}/ED_{50})来衡量,这个比值称为治疗指数。治疗指数愈大,药物的安全范围也愈大。

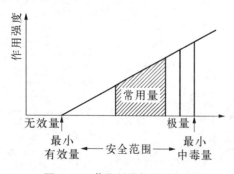

图2-1 药物剂量与效应示意图

图2-1为药物剂量与效应示意图。

二、量-效曲线

以药物剂量或浓度为横坐标,以药物效应强度为纵坐标作图得到的量效关系曲线为量-效曲线。图 2-2 为对数处理后的量-效曲线示意图。

随着药物剂量或药物浓度的增加,药物效应也不断增加,但当药物达到最大效应后,再增加药物剂量或药物浓度,药物效应也不再增加,即为药物的效能。效应相同的药物达到等效时的剂量称为效价强度,达到相同效应时,所用药物剂量越大,效价强度越低;反之,所用药物剂量越小,效价强度越高。如吗啡的等效剂量为哌替啶的 1/10,则吗啡的效价强度为哌替啶的 10 倍。

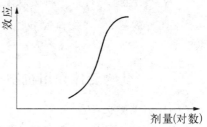

图 2-2 对数处理后的量-效曲线示意图

三、血浆半衰期

血浆半衰期($t_{1/2}$)是指血浆中药物浓度下降一半所需的时间,其长短可以反映药物消除的速度。血浆半衰期为药物的重要参数,临床上根据药物半衰期的长短,作为确定给药间隔时间的参考依据。一次给药后,经过 5 个 $t_{1/2}$,体内药量消除约达 97%,可以认为药物已经消除。而以与 $t_{1/2}$ 相近的间隔时间连续多次给药,一般经过 5 个半衰期后,从体内消除的药量和进入体内的药量相等,血药浓度维持在一个相对稳定的水平,称为稳态血药浓度,也称坪值。

第三节 药物作用的机制

药物作用机制是阐明药物为什么能起作用及如何起作用的有关理论。对药物作用机制的研究,有助于了解药物的治疗作用与药物的不良反应,指导临床用药护理。

近代分子生物学研究表明,大多数药物通过与受体结合而产生作用,本节主要介绍药物作用的受体机制。

 知识链接

受 体 特 性

1908 年德国学者埃利希(Ehrlich)首先提出受体概念,指出药物必须与受体结合方可产生作用。同时提出受体的两个基本特点:其一是有特异性,即识别配体或药物的能力;其二是药物-受体复合物可以引起生物学效应,即有类似锁与钥匙的特异性关系。

1. **特异性** 受体对其配体具有特异性识别能力,只能与其结构相适应的配体产生特异性结合。

2. **灵敏性** 受体只需非常低浓度的配体即可产生明显的效应。

3. **饱和性** 受体的数目在一定时间内是相对恒定的,当配体达到一定剂量时,与全部受体结合即饱和,结合同一受体的配体之间存在着竞争现象。

4. 可逆性 配体与受体结合是可逆的,配体与受体复合物可完全解离,受体不被破坏,结构不变;解离的配体是原来的配体而不是代谢产物。

5. 多样性 同一种受体有不同的亚型,分布于不同的组织细胞,与配体结合后产生不同的效应,如 β 受体有 β_1、β_2 受体亚型等。

一、药物受体作用机制

（一）受体概念

受体是存在于细胞膜上或细胞膜内,能特异性地与生物活性物质结合,并产生效应的一类蛋白质。能特异性地与受体结合的生物活性物质称为配体。配体有内源性和外源性两种,内源性配体有激素、神经递质、抗原、抗体及代谢物等,常见的外源性配体为药物。

（二）药物与受体

药物必须与受体结合后才能产生效应,药物作用强度与被药物占领的受体数量有关,当被占领的受体数量增多时,药物效应也随之加强。药物与受体结合产生效应,必须具备两个条件:一是药物必须具有与受体相结合的能力即亲和力;二是药物的内在活性即效应力。由此可以将药物分为 3 类。

1. 激动剂 指药物与受体有较强的亲和力,又有较强的内在活性,它能兴奋受体产生效应,如吗啡能激动中枢的阿片受体,产生强大的镇痛作用。

2. 拮抗剂 指药物与受体有较强的亲和力,而无内在活性,如氯丙嗪阻断中脑-皮质、中脑-边缘系统的多巴胺受体,发挥抗精神病作用。

3. 部分激动剂 指药物与受体有较强的亲和力,仅有较弱的内在活性。部分激动剂在单独使用或与受体拮抗剂合用时产生较弱的激动作用,在激动剂存在时则会产生拮抗作用。

二、药物的其他作用机制

1. 改变细胞周围的理化条件 如抗酸药碳酸氢钠、氢氧化铝、三硅酸镁等口服后能中和胃酸,治疗胃及十二指肠溃疡;静脉注射甘露醇、山梨醇,能升高血浆的渗透压,使周围组织脱水,消除组织水肿;口服硫酸镁,能在肠道内形成高渗状态,抑制肠道水分吸收,增加肠道内容物,刺激肠壁蠕动,产生导泻作用。

2. 影响酶的活性 有些药物通过改变酶的活性发挥作用。如卡托普利通过抑制血管紧张素转换酶,抑制血管紧张素Ⅱ生成,治疗高血压;新斯的明通过抑制胆碱酯酶,使突触间乙酰胆碱堆积而发挥作用。

3. 影响离子通道 维拉帕米能阻断钙通道,抑制钙内流,减慢心率,抑制房室传导,抑制心肌收缩力,使血管舒张,发挥抗心绞痛、抗高血压、抗快速型心律失常等作用;利多卡因通过抑制钠内流,促进钾外流,降低心肌细胞的自律性,治疗快速型心律失常。

4. 影响生理递质的释放或激素的分泌 左旋多巴在脑内通过多巴脱羧酶的作用,生成脑内递质多巴胺,治疗帕金森病;麻黄碱除具有直接激动 α、β 受体的作用外,还有促进交感神经递质去甲肾上腺素释放的作用。

5. **参与或干扰细胞代谢** Fe^{2+}参与血红蛋白的形成,用于缺铁性贫血的治疗;长春新碱通过抑制肿瘤细胞有丝分裂,抑制肿瘤细胞生长而产生抗肿瘤作用。

(吴国忠)

第三章 机体对药物的处置

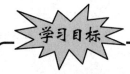

1. 熟悉药物的跨膜转运。
2. 理解药物的体内过程。

机体对药物的处置过程包括药物吸收、分布、代谢、排泄过程及血药浓度随时间变化的规律,通常也称为药物代谢动力学,简称药动学。药物吸收、分布、排泄三个过程称为药物的转运;药物的代谢过程称为药物的转化,药物在此过程中发生了代谢变化;药物的代谢和排泄过程合称为药物的消除过程。

第一节 药物的跨膜转运

药物在吸收、分布、代谢和排泄过程中多次通过细胞膜,药物通过细胞膜的过程称为跨膜转运。细胞膜的基本结构为脂质双分子层,在脂质双分子层上镶嵌着蛋白质,构成酶、受体、载体和离子通道等。细胞膜具有一定的流动性和通透性。药物的跨膜转运方式主要有主动转运和被动转运两种方式。

1. **被动转运** 是指药物分子依赖于药物两侧的浓度差,由高浓度一侧扩散到低浓度一侧的转运。不需要载体,无饱和性,无竞争性。转运速度依赖于膜两侧药物的浓度差,浓度差越大,脂溶性越强,则转运速度越快。被动转运顺着药物浓度差转运,不消耗能量,又称为下山运动。分子量小、脂溶性高的药物容易通过细胞膜。由于大多数药物为弱酸性或弱碱性物质,体液的 pH 值对药物的简单扩散影响很大,体液 pH 值的微小变化,将会导致药物的解离程度发生很大的变化。弱酸性药物在酸性环境下不易解离,脂溶性大,容易扩散;在碱性环境下易解离,脂溶性小,不容易扩散。反之,弱碱性药物在弱碱性环境下不易解离,脂溶性大,容易扩散;在酸性环境下易解离,脂溶性小,不容易扩散。被动转运是大多数药物的主要转运方式。

2. 主动转运　是指药物分子依赖于特异性的载体蛋白,逆着浓度差及电位差的转运,消耗能量,又称为上山运动。因载体蛋白数量相对恒定,有饱和现象和竞争现象。

第二节　药物的体内过程

一、药物的吸收

药物从给药部位跨膜转运进入血液循环的过程称为吸收。药物给药途径有口服、舌下、直肠、肌内、皮下、吸入等方式。不同的给药途径对药物的吸收有很大的影响,与药物效应出现的快慢和强弱有很大关系。

(一) 给药途径

除血管内给药无吸收过程外,其他给药途径均存在吸收过程。给药途径影响药物吸收的速度及程度,其吸收的快慢顺序为:吸入 > 肌内注射 > 皮下注射 > 舌下 > 直肠 > 口服 > 皮肤。

1. 口服给药　是最常用的给药途径,安全、方便、经济。口服后药物在胃肠道吸收,小肠黏膜表面积大,血流丰富,药物停留时间长,是主要吸收部位。口服吸收的药物,先通过门静脉进入肝脏,再进入体循环。一些药物在通过肠黏膜和肝脏时,被肠黏膜及肝脏代谢酶部分灭活,使得进入体循环的药量减少,药效降低。此现象称为首关消除(图3-1)或第一关卡效应。首关消除明显的药物,如硝酸甘油,在对抗心绞痛发作时,应避免口服给药。此外,胃肠内容物的多少和性质、胃排空速度和肠蠕动快慢等均会影响药物的吸收。

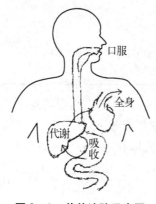

图3-1　首关消除示意图

2. 舌下给药和直肠给药　舌下给药是药物在口腔经舌下静脉吸收入血,药物吸收面积较小,适用于脂溶性较高、用量较小的药物,此给药途径起效较快,且可避免首关消除,首关消除明显的药物可采用舌下给药。直肠给药是药物以栓剂或溶液形式,经肛门塞入或灌肠,通过直肠和结肠的黏膜吸收入血,起效较快,也无首关消除。首关消除明显或刺激性强的药物也可采用此给药途径。

3. 肌内注射和皮下注射　药物被注射到肌内和皮下,经毛细血管及淋巴管吸收入血。药物吸收迅速。注射局部血流量越大,药物吸收越快。骨骼肌内血管丰富,因而肌内注射的药物吸收速度明显大于皮下注射。药物吸收的速度与剂型有关,水溶性药物吸收迅速,混悬液和油剂则吸收较慢。

4. **吸入给药** 肺泡表面积大,有利于小分子、脂溶性、易挥发性药物和气体吸收。但有时经口、鼻吸入药物的目的不是经肺泡吸收入血,而是发挥局部治疗作用,如鼻咽部、细支气管部位的抗菌、消炎作用。

5. **皮肤给药** 有些药物可经皮肤给药,发挥局部或全身治疗作用。如丁卡因,穿透力强,用于表面麻醉;硝酸甘油缓释贴皮剂,用于心绞痛的防治。

不同给药途径的血药浓度与时间的关系如图3-2所示。

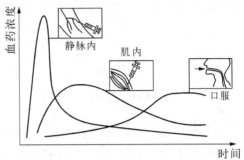

图3-2 不同给药途径血药浓度-时间曲线

（二）影响因素

1. **药物的理化性质** 脂溶性高,分子量小,极性低的药物易于吸收。

2. **药物的剂型** 口服给药时,溶液剂较片剂、胶囊剂等固体制剂吸收迅速,容易崩解的药物易于吸收。注射剂中混悬液和油剂吸收慢、持久,如普通胰岛素作用时间短,将普通胰岛素与碱性蛋白如珠蛋白或精蛋白结合,同时加入微量锌,可制成中效或长效制剂,其性能稳定,溶解度小,能够延长作用时间。口服与注射给药的比较如表3-1所示。

表3-1 口服与注射给药比较表

	口服	注射
安全性	安全	不安全
方便性	方便	不方便
吸收速度	慢	快
吸收效率	较低,受胃内容物和首关效应影响	较高,较少受影响
适用范围	病情稳定的患者	不能口服、病情较急的患者

3. **吸收环境** 口服给药时胃的排空速度,肠道的蠕动快慢和pH值,胃肠道的内容物和性质,吸收部位的血流量,均影响药物的吸收。

4. **生物利用度** 是指药物被机体利用的程度和速度。一般以口服吸收百分率F表示,

$$F = \frac{A(进入体循环的药量)}{D(口服剂量)} \times 100\%$$

首关消除明显的药物生物利用度低。不同厂家生产的同一药物制剂,甚至同一厂家生产的不同批号的药物制剂,其生物利用度可以有较大的差异。如不同厂家、不同批号的地高辛生物利用度差异非常大,为60%~85%,更换药物时应注意调整剂量。

二、药物的分布

药物的分布是指药物从血液转运到组织器官的过程。药物在体内的分布主要取决于药物与血浆蛋白的结合率、体液的pH值、器官的血容量、药物与组织细胞的结合力、特殊屏障等因素。

第三章 机体对药物的处置

(一) 药物与血浆蛋白的结合

药物入血后主要与血浆蛋白结合,与血浆蛋白结合的药物为结合型药物,未与血浆蛋白结合的药物为游离型药物。结合型的药物暂时失去活性,分子量变大,不易被代谢及排泄,使药物作用减弱,药物作用时间延长。药物与血浆蛋白的结合是可逆的,游离型与结合型可以相互转化处于动态平衡。临床上同时应用两种或多种与血浆蛋白结合率高的药物时,会发生竞争置换现象,使游离型的药物增加,药物作用增加。如口服抗凝药华法林和口服降糖药磺酰脲类同时应用,应减少剂量,否则会出现自发性出血及低血糖等不良反应。

(二) 体液pH值的影响

人体内环境的pH值不同会影响药物的解离度,从而影响药物的分布。如细胞外液的pH值约为7.4,细胞内液约为7.0。弱碱性药物在细胞外液中不易解离,易从细胞外液转运到细胞内液,在细胞内易解离,不易转运到细胞外液,故弱碱性药物在细胞内分布多。相反弱酸性药物在细胞外液中易解离,不易转运到细胞内。临床上可通过改变血液的pH值而改变药物的分布。如弱酸性药物巴比妥类中毒,可服用碳酸氢钠,从而碱化血液及尿液,促进药物从组织器官转运到血液中,从尿液中排出。

(三) 药物与组织器官的亲和力

某些药物与某些组织有特殊的亲和力,如碘易浓集于甲状腺中,甲状腺中碘的浓度远远高于其他组织;氨基糖苷类药物在肾皮质及内耳淋巴液中浓度高,易引起肾毒性及耳毒性。

(四) 器官的局部血流量

药物吸收后,迅速而大量地分布到人体器官局部血流量大的部位,如心、肾、肝、肺、脑,而脂肪、皮肤等组织器官的血流量少,药物分布慢而少。

(五) 特殊屏障

1. 血-脑屏障 血-脑屏障(图3-3)是指血液与脑脊液之间特殊组织结构形成的屏障。血-脑屏障对脑组织可起到一定的保护作用,有利于维持中枢系统内环境的相对稳定。分子量大、易解离、脂溶性低、血浆蛋白结合率高的药物不易通过血-脑屏障。只有分子量小、脂溶性高的药物才能通过血-脑屏障。血-脑屏障的通透性在某些条件下是可以改变的,如炎症时,血-脑屏障的通透性有所增加。

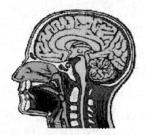 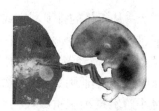 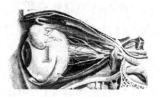

血-脑屏障　　　　　　　胎盘屏障　　　　　　　血-眼屏障

图3-3 血-脑屏障、胎盘屏障、血-眼屏障

2. 胎盘屏障 胎盘绒毛与子宫血窦间的屏障,其屏障功能与机体其他部位的生物膜无明显区别,几乎所有母体应用的药物均能通过胎盘屏障(图3-3)进入胎儿体内。孕妇的用药应

非常谨慎,特别是在妊娠的前3个月,应尽量避免用药。

3. **血-眼屏障** 是指血液与房水、视网膜之间的屏障(图3-3)。全身给药时,很难在眼部达到有效浓度,常采用局部给药及眼周边给药,如局部滴眼、球后注射等给药方式。

三、药物的代谢

药物在体内药酶作用下发生化学变化的过程称为药物的生物转化,也称为药物的代谢。大多数药物经过代谢后,药物作用和毒性降低,甚至消失,称为药物的灭活;少数药物经过代谢后活性增强,称为药物的活化。

知识链接

> 药物在体内的代谢方式分为两个步骤:第一步骤是氧化、还原、水解反应,第二步骤是结合反应。药物经过这两个步骤后,极性增高,水溶性加大,有利于排出体外。药物经过代谢后,活性减弱或消失。

药物的代谢依赖于酶的催化,药物的代谢酶分为两类,一类为专一性酶,如乙酰胆碱脂酶、单胺氧化酶,它们只代谢乙酰胆碱和单胺类物质。另一类为非专一性酶,一般为肝细胞微粒体混合功能氧化酶系统,简称肝药酶或药酶。其主要的氧化酶为细胞色素P-450酶系。外界因素的影响可改变肝药酶的活性。促进肝药酶合成或增加肝药酶活性的药物为肝药酶诱导剂,如巴比妥类、利福平等药物。长期应用肝药酶诱导剂不仅加速自身代谢,也加速其他经肝药酶进行生物转化药物的代谢。肝药酶抑制剂是指能抑制肝药酶合成或降低肝药酶活性的药物,如氯霉素、异烟肼。应用肝药酶抑制剂能使自身和其他经肝药酶转化的药物代谢减慢。

肝药酶的个体差异大,受遗传、年龄、种族、机体状态等因素的影响,肝功能不良患者、新生儿、早产儿及老年人的药物转化功能较差,用药时应注意剂量。

四、药物的排泄

药物的排泄是指药物及其代谢产物从机体的排泄器官或分泌器官排出体外的过程。肾脏为药物的主要排泄器官,胆道、肠道、肺、乳腺、唾液腺也具有一定的排泄功能。

1. **药物经肾脏排泄** 药物及其代谢产物经肾脏排泄主要有两种方式:肾小球滤过及肾小管分泌。大多数药物通过肾小球滤过方式排泄。少数药物通过肾小管分泌方式排泄。经肾小球滤过的药物及代谢产物可经肾小管上皮细胞重吸收入血,重吸收的多少与尿液的pH值有关,尿液的pH值的微小变化可明显改变弱酸性及弱碱性药物的解离度,从而影响药物的重吸收,改变药物的排泄速度。如弱酸性药物在偏碱性尿液中,则解离多、重吸收少、排泄快;反之,在偏酸性尿液中,则解离少、重吸收多、排泄慢。临床上当苯巴比妥中毒时,可碱化尿液加速其排泄。

某些药物在随尿排出时,可使尿液颜色发生改变。其原因多数是药物本身或受尿液pH

第三章 机体对药物的处置

值影响所致,少数则是疾病所引起,应加以鉴别(表3-2)。

表3-2 可能引起尿液颜色改变的药物

药　　名	尿液颜色改变的特征	药　　名	尿液颜色改变的特征
苯妥英钠	粉红-红色-红棕色	维生素 B_2	深黄色
氨苯蝶啶	淡蓝色荧光	呋喃唑酮	棕色或橙棕色
吲哚美辛	绿色	利福平	橙红色(红砖色)
酚酞	碱性尿中呈红色	氯喹	锈黄色或棕色
华法林	橙色	伯氨喹	暗红色-褐色
维生素 B_{12}	黄色	酚噻嗪类	粉红-红色、红棕色

2. **药物经胆汁排泄** 某些药物及其代谢产物经胆汁排入肠道随粪便排出。经胆汁排出的在肠腔内又被重吸收入血,形成肝肠循环(图3-4),使药物作用时间延长。经胆汁排泄多的药物有益于胆道系统疾病的治疗,也易导致肝脏损害。

3. **药物经其他途径排泄** 某些药物可经哺乳期妇女的乳汁少量排泄,乳汁为偏酸性的,弱碱性的药物易经乳汁排泄,如应用吗啡的哺乳期妇女,其乳儿可能也会对吗啡产生依赖性。某些药物可经唾液腺排泄,药物在唾液腺中的浓度与血液中药物的浓度有一定的相关性,唾液易采集,且无创伤性,临床上有时可通过检测唾液中药物的浓度代替血药浓度。

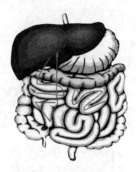

图3-4 肝肠循环

(吴国忠)

第四章 影响药物作用的因素

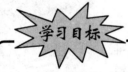

1. 熟悉机体对药物作用的影响因素。
2. 熟悉药物本身对药物作用的影响因素。

药物在体内产生的药理效应会受到机体和药物等方面多种因素的影响,只有了解和掌握这些影响因素的规律,才能获得最佳药物治疗作用,减少药物的不良反应。在临床护理用药时,应全面考虑影响因素,确定正确的给药时间、给药间隔、给药途径,使药物应用护理工作做得更好。

第一节 机体方面的因素

机体对药物反应的差异受年龄、性别、病理因素、遗传等多方面先天因素和后天因素的影响。

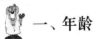一、年龄

儿童的生理功能与成人有很大差别,年龄越小,差别越大。儿童的肝、肾功能发育不全,对药物的代谢和排泄能力差,易导致药物中毒及肝肾损害;儿童使用中枢抑制药易导致呼吸抑制,使用中枢兴奋药易导致惊厥;儿童对激素类药物、利尿药的反应比成人敏感;儿童的骨骼、软骨和牙齿等组织器官发育不全,易受药物的影响。药典对儿童用药剂量及计算方法有明确规定,应用时要严格遵守。

老年人的生理功能及调节机制逐渐减退,肝脏代谢功能、肾脏排泄功能降低,对药物的处理能力较差。老年人药物剂量一般为成人药物剂量的2/3。老年人体液占体重的比例小,脂

肪比例增加,蛋白质合成减少,某些药物的半衰期在老年人体内会延长。老年人对中枢抑制药、心血管系统药物及利尿药敏感。

二、性别

性别不同,对性激素反应差别较大,对其他药物的敏感性差别不大。在临床用药时,应特别注意女性特殊生理期。在月经期,谨慎应用导泻药、抗凝药及刺激性较强的药物,以免引起盆腔充血、月经过多或痛经;在妊娠期,一般不应用药,特别是妊娠前3个月内,以免导致畸胎及胎儿发育不全;在妊娠期,还应谨慎使用导泻药、刺激性较强的药物,以免导致早产或流产;在分娩期应特别注意中枢镇痛药的应用,以免新生儿呼吸抑制。另外,有些药物可经乳汁分泌,引起乳儿药物不良反应,因此哺乳期妇女也应谨慎用药。

三、遗传因素

遗传因素的差异影响到药物效应的变化,药物作用表现出个体差异和种族差异。如在应用异烟肼等药物时,不同人群的代谢速率会表现出明显差异。当使用进口药物时,应考虑到这些因素。

四、病理状态

病理状态影响药物的体内过程,影响机体对药物的敏感性。如解热镇痛药只能使发热患者的体温下降,对正常体温影响不大。当患者严重肝功能不良时,绝大多数经肝代谢的药物,血药浓度升高,半衰期延长;而必须经过肝脏活化的药物如可的松,药效则降低。肾功能不全时,经肾排泄的药物,血药浓度升高,半衰期延长,易产生蓄积中毒,如链霉素、庆大霉素等药物。营养不良时,血浆蛋白减少,游离型药物增多,药效增强。电解质紊乱会导致药物不良反应的产生,如低钾、高钙、低镁,易诱发强心苷中毒。

五、心理因素

心理因素在一定程度上可影响药物的效应,其中以患者的情绪、对药物信赖程度及医护人员的语言、暗示等因素最为显著。

1. **情绪的影响** 患者情绪愉快、乐观,则药物较易发挥治疗效果。这一现象的物质基础是愉快乐观的情绪能提高机体的功能,如消化道分泌增加、蠕动和吸收加强,脑功能提高,使呼吸、循环、内分泌、体温、代谢等功能稳定,在此基础上进行药物治疗较易达到良好效果。而患者的忧郁、悲哀、恐惧、紧张、焦虑、愤怒等不良情绪,都会使患者产生应激性反应,如交感神经活动加强、肾上腺皮质、肾上腺髓质、脑下垂体、甲状腺等内分泌腺分泌增多,致使患者血管收缩、血压上升、血小板聚集、血液黏滞性升高,其结果必然影响药物疗效,甚至还可诱发或加重疾病。

2. **对药物信赖程度** 患者对药物信赖程度也可影响药物疗效。患者如认为某药对他不起作用,不但自觉疗效不高,甚至采取不配合态度,以致将该药从药盒中拣出偷偷扔掉。相反患者对药物信赖,可提高药物疗效,甚至使某些本无活性的药物起到一些"治疗作用",如"安慰剂"的疗效正是心理因素影响的结果。它主要是提高暗示作用,暗示内容包括提高患者对药物的信赖程度或让患者预知药物的"作用"等。目前临床上有时用安慰剂治疗一些慢性疾病,如神经官能症、高血压等。大约有30%的器官疾病及40%的精神疾病患者可对安慰剂发生反应,但其效果只在某一时期或一定条件下呈现。

3. 医护人员语言　医护人员的语言实际上是医患间人际关系的体现。护士在患者接受药物治疗时的语言交往可影响患者的情绪及对药物的信赖程度。因此医护人员应给予患者同情和理解,从社会和心理学角度去了解患者的心理需要,分析患者的求医行为和心态。患者对用药常见的用药心态有:对药物治疗信心不足或完全丧失信心;惧怕用药后所产生的不良反应(如怕长期服用泼尼松出现"满月脸",怕环磷酰胺引起脱发,甚至怕服用镇静催眠药"损伤"大脑等),以及怀疑某药的疗效等。针对这些心理特征,护理人员主要是在护理过程中用自己良好的语言、表情、态度和行为去影响患者,促其消除不良心态。对用药过程中有特殊反应的药物,用药前向患者说明药物的作用、用途、可能出现的反应及处理办法或后果,以消除患者的顾虑;对起效慢的药物首先说明情况,并作好精神安慰,以增强患者的信心;对用药中可能出现的不良反应要审慎对待,对患者能感受到的症状(如服药后口干、视物模糊),应事先向患者说明,以免引起患者恐惧;对患者出现的不良反应,及时进行解释,以取得患者信任,避免因解释不当加重其心理负担。

第二节　药物方面的因素

一、药物剂型

药物的剂型可影响药物的体内过程,影响药物的吸收速度和程度,从而影响药物作用的快慢和强弱。口服给药的片剂、胶囊、丸剂和散剂崩解速度不同,吸收速度也不同。注射剂在不同注射部位吸收速率不同,水溶液注射剂吸收较乳剂和油剂快。缓释剂通过无药物活性基质或包衣,减慢药物释放,延长药物作用时间。控释剂控制药物恒速释放,保持血药浓度稳定。

二、给药途径

多数情况下不同的给药途径也影响药物的效应强弱,甚至改变药物的性质。如硫酸镁口服有导泻和利胆作用,而注射给药则有镇静和降压作用。对一些昏迷、抽搐和不能合作的精神患者不宜选用口服给药。青霉素、胰岛素等口服易被破坏,只能注射给药。口服给药安全、方便、经济,但也受到一定的限制。注射给药吸收较快,血药浓度迅速升高,吸收量准确,用量比口服小,适用于急诊及危重患者。临床上要根据患者的病情及药物特点选择合适的给药途径。

三、药物之间的相互影响

为了增强疗效,减少不良反应或延缓耐药性的产生,临床上常将两种或两种以上药物同时或先后应用,称为联合用药。联合用药时,药物会发生相互影响,从而使药物的效应和毒性发生变化。几种药物合用后引起的效应是多样的,可分为协同作用和拮抗作用。

1. 协同作用　两药合用的效应等于或大于两药单用的效应称为协同作用。如甲氧苄啶与磺胺药合用,能使磺胺的抑菌作用提高几十倍。

2. 拮抗作用　两药合用的效应小于两药单用的效应称为拮抗作用。如阿托品与毛果芸香碱合用后两药的作用都减弱。

四、耐受性和药物依赖性

患者长期、连续应用药物,机体的反应会发生相应变化,一般可出现下列现象。

1. **耐受性**　连续用药后,机体对药物的反应性下降,需要加大剂量才能达到原有的药效,称为耐受性。用药后短时间内产生的耐受性称为快速耐受性,停药后可恢复敏感性。病原微生物或肿瘤细胞在长期用药后的敏感性下降,则称为耐药性。

2. **依赖性**　长期用药后,患者在主观和客观上需要连续用药的现象称为依赖性。依赖性分两种:连续应用某些药物,患者在精神上产生依赖,称为习惯性;患者不仅产生精神依赖性,而且一旦停药会出现戒断症状,如烦躁不安、流泪、出汗、腹痛、腹泻、呕吐等,称为躯体依赖性,即成瘾性;恢复用药后,症状很快消失。能引起成瘾性的药物,称为麻醉药品。国家对麻醉药品的管理,制定了严格的法规条文,凡是接触麻醉药品的医护人员都应该了解和遵守。

学习与操作

活动一　药理学实验基本知识与操作

一、药理学实验须知

(一)药理学实验目的

(1) 帮助理解和巩固课堂所学的理论知识,并得到验证。

(2) 了解动物实验的基本操作方法和技能,培养分析问题的能力和科学的工作态度。

(二)实验方法

本课程常用的实验动物是家兔、小鼠、蟾蜍等,所采用的实验方法有以下两种。

1. **体外实验法**　离体动物器官,用于研究和分析药物作用部位及作用机制。
2. **体内实验法**　利用健康动物做实验,观察药物对机体的作用。

(三)实验要求

动物实验必须在严格控制的条件下进行,排除一切干扰因素,才能得到可靠的结果,为此提出以下几点要求。

(1) 课前预习实验报告,复习有关理论知识。
(2) 认真听教师对实验内容及操作时关键问题的讲解。
(3) 做好实验,记录有关的数据。
(4) 完成实验报告。
(5) 爱护动物和实验器材,保持实验室的安静整洁。

二、常用实验动物的捉拿

（一）小鼠

用右手提起鼠尾，放于粗糙物（如鼠笼）面上，轻轻向后拉。趁小鼠用力抓住粗糙面、力图向前逃跑时，以左手拇指和示指夹住其两耳及头部皮肤，翻转鼠体使腹部向上平卧于掌心内，用无名指和小指压住鼠尾而将小鼠完全固定于手中。

（二）家兔

右手抓住耳后颈部皮肤，左手托住臀部。不可抓双耳将之提起，因为兔耳柔软脆弱，不能承受全身重量，易损伤，且实验时常需经耳缘静脉注射给药，抓耳捉拿更应避免。

（三）蛙（或蟾蜍）淋巴囊

一般用左手握蛙，以示指和中指夹住一侧前肢，将两下肢拉直，用无名指及小指压住固定，握于手中。

 三、给药方法

1. 小鼠灌胃法（图4-1）　将小鼠固定后，使口部向上，将颈部拉直，右手持小鼠灌胃器，自嘴角插入口腔内，沿上腭后壁轻轻插入食管内。如插入无阻力、小鼠安静、无呼吸异常、无嘴唇发绀等现象，即可注入药液（若遇阻力，可抽出再插，以免穿破食管、误入气管内而致死亡）。灌胃量每只以0.5 ml为宜，最多不超过1 ml。

2. 注射法

（1）皮下注射（图4-2）：注射部位为背部皮下。注射时，大动物需固定，小动物用左手小指压住其颈部，用拇指及示指（或中指）将背部皮肤提起。右手持住注射器，针头略与体表平行刺入皮下注药，退针要快，以免药液外流。

（2）腹腔注射（图4-3）：左手持鼠，右手持注射器从下腹左侧或右侧（避开膀胱）朝头部方向插入，此时针头与腹壁的角度约45°。针头插入不宜太深或太近上腹部以避免刺破内脏。注射量一般为0.1~0.25 ml/10 g。

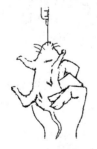
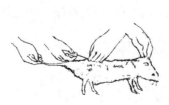
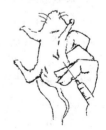

图4-1　小鼠灌胃法　　　图4-2　小鼠皮下注射　　　图4-3　小鼠腹腔注射

（3）肌内注射：小鼠固定同上，将注射器的针头刺入小鼠后股大腿外侧肌肉，再将药液注入。注射量每次一般为0.2 ml。

第四章 影响药物作用的因素

（4）静脉注射：家兔耳缘静脉注射（图4-4）是将耳背外缘注射部位毛拔去，用酒精棉球连续擦，使血管扩张。注射时将血管向心端捏紧，然后进针，刺入后，将针头与兔耳一起捏住，避免针头滑出，注毕退针时，进针处用干棉球按住。

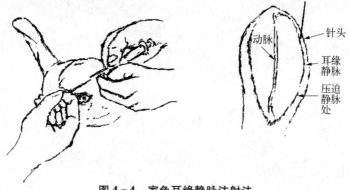

图4-4 家兔耳缘静脉注射法

（5）小鼠尾静脉注射：将其固定，暴露尾部，用酒精棉球连续擦尾部（必要时用二甲苯擦，也可用电灯温烤），使血管扩张。尾部与左右两侧3根血管皆为静脉，均可选用。选一段扩张较好的静脉，左手拇指与中指捏住尾部的近尾端，示指压迫尾根保持血管淤血扩张（成败关键在于尾静脉是否明显扩张，若不明显扩张，则不易成功），向下弯约45°。右手持注射器，于弯曲点处成切线方向进针。推注时若遇阻力，且皮下隆起发白，即针头不在血管内，应拔出重新进针。针头在血管内，推注时不觉阻力。

（6）蛙腹部淋巴囊注射：一手抓住蛙，固定四肢将腹部朝上，另一手取注射器，将注射器针头从蛙大腿上端刺入，经过大腿肌层入腹壁层再浅出入腹壁皮下进入腹淋巴囊，然后注入药液。因为针刺经过肌层，因此当拔出针头时刺口易于闭塞，可避免药液漏出。

活动二 不同给药途径对药物作用的影响

【目的】
观察不同给药途径对药物作用的影响。

【方法】
取小鼠2只，称体重标记后，观察其正常活动。以25%硫酸镁溶液0.2 ml/10 g的剂量，分别对甲鼠肌注和乙鼠灌胃后，各置于一烧杯内，观察两鼠的反应有何不同？

【结果】

鼠 号	体 重	药物和用量	作用发生时间	用药后反应

实验分析及注意点:

【讨论题】
1. 两鼠反应有何不同,为什么?
2. 给药途径对药物的作用有何影响?

教师_____ 日期_____

活动三　药物剂量对药物作用的影响

【目的】
观察不同剂量的药物对实验动物作用的影响。

【方法】
取小鼠2只,称体重后,涂色标记。观察各鼠的正常活动情况后,分别于腹腔注射0.2%苯甲酸钠咖啡因溶液 0.2 ml/10 g,5%苯甲酸钠咖啡因溶液 0.2 ml/10 g。给药后分别观察小鼠的活动情况,记录作用发生的时间及症状。

【结果】

鼠号	体重	药物和用量	作用发生时间	用药后反应

实验分析及注意点:

第四章　影响药物作用的因素

【讨论题】
1. 两鼠反应有何不同,为什么？
2. 最小有效量、极量及安全范围的含义分别是什么？

教师_____ 日期_____

（吴国忠）

第五章 抗菌药概论

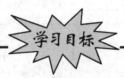

1. 了解抗菌药的概念。
2. 掌握抗菌谱、化学治疗药、化疗指数等概念。
3. 理解抗菌药物的作用机制及细菌耐药性产生的原因、抗菌活性、抗菌后效应。

抗菌药是指能抑制或杀灭病原微生物,用于治疗病原微生物所致疾病的药物。包括各种抗生素和人工合成的抗菌药。

研究抗菌药物必须注意药物、病原体、机体三者之间的关系。包括药物对病原体的作用、作用强度、作用机制;病原体对药物产生耐药的过程、耐药机制,预防和克服耐药的措施;药物对机体可能产生的毒副作用,机体对药物的体内过程(图5-1)等。

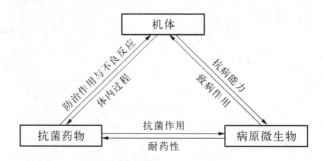

图5-1 机体-抗菌药物-病原微生物的相互作用关系

 一、常用名词和术语

1. 抗生素 由某些微生物(细菌、真菌、放线菌属)产生的、能抑制或杀灭其他病原微生物的物质。

2. 抗菌谱　抗菌药物的抗菌范围称为抗菌谱。某些抗菌药物仅局限于一属细菌或作用于单一菌种,称为窄谱抗菌药,如青霉素、异烟肼等;某些药物抗菌范围广泛,对大多数病原微生物都有效,称为广谱抗菌药,如四环素类药物。

3. 抗菌活性　是指药物抑制或杀灭病原微生物的能力。能够抑制细菌生长的最低浓度称为最低抑菌浓度(MIC);能够杀灭细菌的最低浓度称为最低杀菌浓度(MBC)。

4. 化学治疗　对微生物、寄生虫、恶性肿瘤细胞所致疾病的药物治疗统称为化学治疗(简称化疗)。用于化学治疗的药物称为化疗药物。

5. 化疗指数　是指化疗药物的半数致死量(LD_{50})和半数有效量(ED_{50})之比。化疗指数愈大,表明药物的毒性愈小,疗效愈大,临床应用的价值也可能愈高。

6. 抗菌后效应(post antibiotic effect,PAE)　是指抗菌药物与细菌短暂接触,撤药后仍然持续存在的抗菌效应,通常以时间(小时)表示。

二、抗菌药物作用机制

抗菌药物的作用机制,多以干扰细菌的生化代谢过程来解释。现将几种主要方式简介如图 5-2 所示。

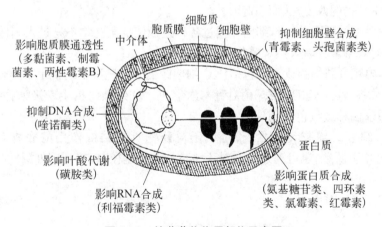

图 5-2　抗菌药物作用部位示意图

(一) 抑制细菌细胞壁合成

细菌的细胞壁(由肽聚糖构成),具有保护和维持细菌正常形态的功能。青霉素等作用于胞质膜上的青霉素结合蛋白(PBPs),抑制转肽酶的转肽作用,从而阻碍了肽聚糖的合成,使细胞壁结构完整性破坏,水分不断渗入,致使细菌膨胀、变形,最后破裂溶解而死亡。

(二) 影响胞质膜的通透性

细菌胞质膜是一种主要由类脂质和蛋白质分子构成的半透膜,具有渗透屏障和运输物质的功能。多黏菌素、制霉菌素、两性霉素等抗生素使胞质膜通透性增加,导致菌体内容物外漏,细菌死亡。

(三) 抑制蛋白质合成

抗菌药物对细菌的核糖体有高度的选择性毒性,多种抗生素能抑制细菌的蛋白质合成:

① 能与细菌核糖体的 50S 亚基结合,使蛋白质合成呈可逆性抑制的林可霉素和大环内酯类;② 能与细菌核糖体的 30S 亚基结合而抑菌的抗生素如四环素;③ 氨基糖苷类抗生素能多环节地影响蛋白质合成的全过程,因而具有杀菌作用。

（四）抗叶酸代谢

磺胺类与甲氧苄啶可分别抑制二氢叶酸合成酶与二氢叶酸还原酶,妨碍叶酸代谢,最终影响核酸合成,从而抑制细菌的生长和繁殖。

（五）抑制核酸代谢

喹诺酮类药物能抑制细菌 DNA 回旋酶的合成,利福平能抑制以 DNA 为模板的 RNA 聚合酶,从而抑制核酸合成。

三、细菌的耐药性

细菌的耐药性又称为抗药性,一般是指细菌与药物多次接触后,对药物的敏感性下降甚至消失,致使药物对耐药菌的疗效降低甚至无效的现象。当病原体对某种药物产生耐药性后,对其同类或不同类药物也同样耐药时,称为交叉耐药性。耐药性产生的机制主要有以下几种。

1. 产生灭活酶　灭活酶有两种：① 水解酶,如 β-内酰胺酶可水解青霉素或头孢菌素;② 钝化酶,又称为合成酶,可催化某些基团结合到抗生素上使抗生素失活,如氨基糖苷类被酶钝化后发生化学结构的改变,从而引起耐药性。

2. 改变细菌胞质膜通透性　细菌可通过各种途径使抗菌药物不易进入菌体,如革兰阴性菌的细胞外膜对青霉素等有天然屏障作用。

3. 细菌体内靶位结构的改变　包括：① 细菌改变了细胞膜上的抗生素结合靶蛋白,导致抗菌失败。如某些肺炎链球菌、淋球菌对青霉素耐药;② 细菌与抗生素接触后产生一种新的靶蛋白,如耐甲氧西林金黄色葡萄球菌。

4. 其他　细菌对磺胺类的耐药,可由于对药物具有拮抗作用的底物对氨基苯甲酸（PABA）的产生增多所致;也可通过改变对代谢物的需要途径,直接利用外源性叶酸所致。

（海波　刘斌）

第六章 抗生素

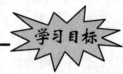

1. 掌握青霉素的抗菌作用、护理应用和用药监护。
2. 掌握青霉素过敏性休克的防治措施。
3. 了解半合成青霉素的护理应用。
4. 比较四代头孢菌素的抗菌作用、护理应用特点及用药监护。
5. 熟悉红霉素的抗菌作用、护理应用和用药监护,了解不同溶媒对红霉素的溶解情况。
6. 了解林可霉素、克林霉素和万古霉素类的抗菌作用、护理应用和用药监护。
7. 掌握氨基糖苷类的抗菌作用、护理应用和用药监护,比较常用氨基糖苷类抗生素特点,学会急性中毒的抢救方法。
8. 了解多黏菌素类抗生素的抗菌作用、护理应用和用药监护。
9. 了解四环素类及氯霉素的抗菌作用及护理应用,掌握四环素类及氯霉素用药监护。

第一节 β-内酰胺类抗生素

β-内酰胺类抗生素的化学结构中均含有β-内酰胺环,临床最常用的是青霉素类与头孢菌素类,还包括头霉素类、碳青霉烯类、单环类和氧头孢烯类等其他β-内酰胺类抗生素。此类抗生素具有杀菌活性强、毒性低、适应证广及临床疗效好的优点。

一、青霉素类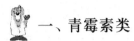

青霉素类抗生素包括天然青霉素和人工半合成的青霉素,它们均含有6-氨基青霉烷酸(6-APA)母核,能抑制细菌细胞壁的合成,为繁殖期杀菌药。对人体毒性小,可致过敏反应,所有青霉素类药品间有完全交叉过敏反应。

青 霉 素

【用药基础】

1. 体内过程　青霉素又名苄青霉素。常用其钠盐或钾盐,易溶于水,水溶液在室温中不稳定,不耐热,20℃放置24 h后大部分降解失效,抗菌活性迅速下降,且可生成有抗原性的物质(青霉烯酸),故青霉素应在临用前配成水溶液。它也易被酸、碱、醇、氧化剂、重金属及青霉素酶(β-内酰胺酶)破坏。

青霉素口服吸收差,肌注吸收迅速完全,可广泛分布于细胞外液,青霉素的脂溶性低,房水与脑脊液中含量低,但炎症时青霉素在眼和脑脊液中的含量可达有效浓度。血浆 $t_{1/2}$ 为0.5 h,90%以原形经肾小管主动分泌排泄。

为了延长青霉素的作用时间,可采用难溶制剂(混悬剂或油制剂)普鲁卡因青霉素和苄星青霉素(长效西林),肌内注射后在注射部位缓慢溶解吸收。普鲁卡因青霉素一次注射可维持24 h,苄星青霉素一次注射可维持15 d,这两种制剂的血药浓度很低,只用于轻症患者或预防感染。

 知识链接

> 为防止过敏反应,用药前后应做到:① 用药前应详细询问过敏史,有青霉素类抗生素过敏史者禁用,其他药物过敏史者慎用。② 用药前应先做皮试,阳性者禁用。停用3 d以上及用药中途更换批号者需重做皮试。③ 用药后留下患者观察30 min,50%的过敏反应在给药后几秒钟到5 min内发生,其余大约在30 min内发生,极少数也可延迟至治疗后数天或数周后发生。④ 避免一些易致过敏反应的给药方式,避免局部用药、混合用药、饥饿状态下用药。⑤ 皮试时应做好急救准备,一旦发生过敏性休克,立即皮下注射0.1%肾上腺素溶液0.5~1.0 ml,必要时可加用糖皮质激素和抗组胺药物以增强疗效和防止复发,同时采取其他急救措施(吸氧、人工呼吸、呼吸机、升压药等),以防止呼吸抑制和休克引起的死亡。

2. 抗菌作用　青霉素为繁殖期杀菌剂,对机体毒性小。敏感菌主要有:① 革兰阳性球菌:如溶血性链球菌、不产青霉素酶的金黄色葡萄球菌、肺炎链球菌和厌氧的阳性球菌等;② 革兰阳性杆菌:白喉棒状杆菌、炭疽芽胞杆菌、破伤风杆菌、产气荚膜杆菌等;③ 革兰阴性球菌:脑膜炎奈瑟菌、淋病奈瑟菌等;④ 螺旋体和放线菌:梅毒螺旋体、钩端螺旋体、放线菌等。

【护理应用】

1. 链球菌感染　青霉素是治疗 A 群溶血性链球菌引起的咽炎、猩红热、蜂窝织炎、化脓性关节炎、肺炎、产褥热、败血症，及 B 群溶血性链球菌、肺炎链球菌、草绿色链球菌和粪链球菌引起的大叶性肺炎、脑膜炎、心内膜炎和败血症等感染的主要药物。

2. 脑膜炎奈瑟菌和其他敏感菌引起的脑膜炎　在脑膜出现炎症时，对青霉素的通透性增加，首选大剂量的青霉素治疗脑膜炎奈瑟菌所致的脑膜炎。

3. 革兰阳性杆菌感染　治疗破伤风、白喉、炭疽病时应配合相应的抗毒素。

4. 螺旋体感染　为钩端螺旋体病、梅毒、回归热等首选治疗药物。

5. 放线菌病　需要大剂量、长疗程使用青霉素。

【用药监护】

（一）不良反应

1. 过敏反应　轻症者可见皮肤过敏反应或血清病样反应，停药并服用 H_1 受体阻断药可缓解；严重者可出现过敏性休克，表现为胸闷、心悸、呼吸困难、喉头填塞感、畏寒、出冷汗、面色苍白、发绀、四肢厥冷、烦躁不安、脉搏细弱、血压下降、晕厥、昏迷，可因窒息而死亡。

2. 青霉素脑病　静脉滴注大剂量青霉素，可引起肌肉痉挛、抽搐、昏迷等反应，偶可致精神失常，甚至死亡。

3. 赫氏反应　青霉素治疗梅毒和钩端螺旋体病时，可出现寒战、发热、咽痛、头痛、心动过速等，患者症状突然加重，甚至危及生命。

（二）护理用药注意事项

（1）为避免肌注的疼痛或静注引起静脉炎，隔 1~2 d 应更换注射部位。

（2）注射剂应临用前配制，以适量生理盐水作溶媒较好，严禁与碱性药物配伍。

（3）用药期间常规监测肝、肾功能及电解质水平，并据此调整使用剂量。

半合成青霉素

青霉素虽应用较为广泛，但也有抗菌谱窄、不耐酸（不能口服）、不耐酶的缺点，为此利用青霉素 6 - APA，在侧链接上不同基团得到一组耐酸、耐酶、广谱青霉素。

1. 耐酸青霉素　包括青霉素 V 和苯氧乙基青霉素（非奈西林）。抗菌谱与青霉素相同，抗菌活性不及青霉素，口服吸收好，但不耐酶，不宜用于严重感染，临床应用较少。

2. 耐酶青霉素　常用的有苯唑西林、氯唑西林、双氯西林与氟氯西林等。耐酸、耐酶，主要用于产青霉素酶的耐药金黄色葡萄球菌感染。以双氯西林作用最强，依次为氟氯西林、氯唑西林、苯唑西林等。不良反应均与青霉素相似。

3. 广谱青霉素　常用药物有氨苄西林和阿莫西林等。对革兰阳性及阴性菌都有杀菌作用，可口服，耐酸但不耐酶，对革兰阴性菌作用优于青霉素。

临床主要用于：① 流感嗜血杆菌、化脓性链球菌、肺炎链球菌所致的呼吸道感染。对鼻窦炎、中耳炎、慢性支气管炎的急性发作效果较好；② 氨苄西林对大肠埃希菌所致尿道感染疗效好，肠球菌引起的尿道感染常用阿莫西林；③ 氨苄西林加第三代头孢菌素对细菌性脑膜炎治疗更为合理；④ 伤寒、副伤寒可选用大剂量的氨苄西林。

4. 抗铜绿假单胞菌青霉素　本组药物的抗菌谱最广、抗菌作用最强，对铜绿假单胞菌有强大的抗菌作用。主要有羧苄西林、哌拉西林等。

(1) 羧苄西林：抗菌谱与氨苄西林相似，对铜绿假单胞菌及变形杆菌作用较强。口服吸收差，需注射给药，主要用于铜绿假单胞菌及大肠埃希菌所引起的各种感染。羧苄西林和克拉维酸的复方制剂疗效较佳。

(2) 哌拉西林：对肺炎链球菌的作用优于青霉素和氨苄西林，对铜绿假单胞菌作用强。临床主要用于治疗革兰阴性菌引起的肺炎、烧伤后感染、耐青霉素和耐氨苄西林的细菌引起的尿路感染。

5. 抗革兰阴性杆菌青霉素　包括美西林和替莫西林，美西林单独应用作用弱，需与其他抗生素合用；替莫西林用于除铜绿假单胞菌外的耐药革兰阴性杆菌感染。

 二、头孢菌素类

头孢菌素类抗生素的母核是7-氨基头孢烷酸，为繁殖期杀菌剂，作用机制与青霉素类相似。与青霉素类相比具有对β-内酰胺酶的稳定性高、抗菌谱广、抗菌作用强、过敏反应少（与青霉素存在部分交叉过敏反应）等特点。目前临床应用主要包括以下四代头孢菌素（表6-1）。

表6-1　四代头孢菌素特点比较

类　别	代表药物	抗菌作用和护理应用	不良反应和用药监护
第一代	头孢噻吩 头孢噻啶 头孢唑啉 头孢氨苄 头孢拉定	① 对革兰阳性菌（包括对青霉素敏感或耐药的金黄色葡萄球菌）的抗菌作用较第二、三代强；② 对β-内酰胺酶较稳定。临床主要用于耐药金黄色葡萄球菌及敏感菌所致的轻、中度感染，如呼吸道、尿路及皮肤、软组织感染等	① 过敏反应主要表现为皮疹；② 肾脏毒性，尤其是头孢噻啶和头孢唑啉，与氨基糖苷类合用时可明显影响肾功能
第二代	头孢呋辛 头孢孟多 头孢克洛 头孢丙烯	① 对革兰阳性菌作用与第一代头孢菌素相仿或略差，对多数革兰阴性菌作用明显增强，头孢孟多对厌氧菌有高效；② 对革兰阴性菌产生的广谱β-内酰胺酶高度稳定。临床主要用于敏感菌所致的呼吸道、胆道、泌尿道、骨关节感染、皮肤软组织感染及耐青霉素的淋病奈瑟菌感染等	对肾脏的毒性较第一代有所降低。与氨基糖苷类、多肽类抗生素合用可增加肾毒性
第三代	头孢噻肟 头孢曲松 头孢他啶 头孢哌酮	① 对革兰阳性菌作用不及第一、二代头孢菌素，对革兰阴性菌抗菌作用明显超过一二代，对肠杆菌属、铜绿假单胞菌及厌氧菌均有较强的作用；② 其$t_{1/2}$较长，体内分布广，组织穿透力强，可进入脑脊液中；③ 对多种β-内酰胺酶高度稳定。临床用于敏感菌引起的呼吸道、泌尿道、胆道、腹腔、胸腔、盆腔、骨关节、皮肤软组织等部位的重症感染	① 对肾脏基本无毒性；② 常见过敏反应为速发型皮疹，偶可见哮喘、过敏性休克等；③ 静脉给药可发生静脉炎；④ 头孢哌酮可出现双硫仑样反应和低凝血酶原血症，服药期间和停药后的5 d内不能饮酒和含酒饮料；⑤ 偶见二重感染
第四代	头孢匹罗 头孢吡肟 头孢利啶 头孢噻利	① 对革兰阴性菌作用与第三代头孢菌素相似，对革兰阳性菌的作用比第三代强；② 对β-内酰胺酶稳定。主要用于危及生命的严重革兰阴性杆菌感染及免疫功能低下的重症感染。为提高疗效，铜绿假单胞菌感染可合用抗铜绿假单胞菌的广谱青霉素或氨基糖苷类抗生素；厌氧菌混合感染合用甲硝唑	无肾脏毒性

三、其他β-内酰胺类抗生素

（一）头霉素类

头霉素类药物有头孢西丁、头孢美唑等。抗菌谱与抗菌活性与第二代头孢菌素相同，对厌氧菌包括脆弱类杆菌有良好作用，适用于腹腔、盆腔、妇科等需氧与厌氧菌混合感染。

（二）氧头孢烯类

代表药物有拉氧头孢。抗菌活性与头孢噻肟相仿，对革兰阳性和阴性菌、厌氧菌，尤其脆弱类杆菌的作用强，对β-内酰胺酶极稳定，血药浓度维持较久。

（三）碳青霉烯类

碳青霉烯类是抗菌谱最广、抗菌作用最强的一类抗生素。对β-内酰胺酶高度稳定，代表药物有亚胺培南和美罗培南。亚胺培南在体内易被肾脏去氢肽酶水解失活，可与此酶的特异性抑制剂西司他丁合用于革兰阳性与阴性菌引起的重症感染。

（四）β-内酰胺酶抑制剂

1. 克拉维酸　为广谱β-内酰胺酶抑制剂，抗菌谱广，但抗菌活性低。与多种β-内酰胺类抗菌素合用时，抗菌作用明显增强。临床常分别与阿莫西林、替卡西林组成复方制剂。

2. 舒巴坦　为半合成β-内酰胺酶抑制剂，对金黄色葡萄球菌与革兰阴性杆菌产生的β-内酰胺酶有很强且不可逆的抑制作用，抗菌作用略强于克拉维酸，与β-内酰胺类抗生素合用，明显增强抗菌作用。

（五）单环β-内酰胺类

氨曲南是第一个成功用于临床的单环β-内酰胺类抗生素，对革兰阴性菌具有强大的杀菌作用，并具有耐酶、低毒、对青霉素等无交叉过敏等优点。可用于青霉素过敏者，常作为氨基糖苷类的代用品。

第二节　大环内酯类、林可霉素类及万古霉素类抗生素

一、大环内酯类

大环内酯类抗生素包括红霉素、乙酰螺旋霉素、麦迪霉素、吉他霉素、交沙霉素、罗红霉素、克拉霉素、阿奇霉素、罗他霉素等。通过与细菌核糖体的50S亚基结合，抑制转肽作用及信使核糖核酸移位，从而抑制蛋白质合成。通常表现为抑菌效应，在碱性环境中抗菌活性强。

红霉素

【用药基础】

1. 体内过程　是从链丝菌培养液中提取，口服吸收快，2h血药浓度达到高峰，可维持6～12h。广泛分布于各种组织及体液中，尤以胆汁中分布浓度高，但不易透过血-脑屏障。主要

经肝脏代谢、胆汁排泄,肝功能不全者药物排泄减慢。

2. 抗菌作用 红霉素对革兰阳性菌如金黄色葡萄球菌、链球菌、肺炎链球菌、白喉棒状杆菌等有较强的抗菌活性;对部分革兰阴性菌如脑膜炎奈瑟菌、淋病奈瑟菌、百日咳鲍特菌、流感嗜血杆菌、布鲁菌、弯曲菌、军团菌高度敏感;对衣原体、立克次体、螺杆菌及某些螺旋体以及厌氧菌等也有效。

【护理应用】

主要用于对青霉素过敏的患者或对青霉素耐药的革兰阳性菌的感染;对支原体肺炎、军团菌肺炎、白喉杆菌、沙眼衣原体所致的婴儿肺炎和结膜炎、弯曲菌所致的肠炎或败血症常作为首选药物;还可用于百日咳及敏感菌所致的口腔感染。

【用药监护】

(一)不良反应

1. 局部刺激性 本品刺激性大,口服可引起消化道反应,如恶心、呕吐、上腹部不适及腹泻等,饭后服用或制成肠溶片可减轻反应。静脉给药可引起血栓性静脉炎,故静滴速度宜慢。

2. 肝损害 红霉素酯化物可引起肝损害,出现转氨酶升高、肝肿大及黄疸等,及时停药可恢复。孕妇及肝病患者禁用,婴幼儿慎用。

3. 假膜性肠炎 口服红霉素偶可致肠道菌群失调引起假膜性肠炎。

(二)护理用药注意事项

(1)服药前和服药时不宜饮用酸性饮料如橘汁,因酸性物质可降低红霉素疗效。

(2)注意观察患者不良反应,发生后应立即停药并报告医生,胆汁阻塞型黄疸常在用药10~14 d时出现。

(3)红霉素不能用生理盐水稀释,也不宜与其他药在注射器内混合应用。应先以注射用水配制成5%的溶液,再用生理盐水或5%葡萄糖溶液稀释后立即滴注,防止久置失效。水溶液在冰箱保存不应超过1周,室温下不超过24 h。

(4)红霉素可因食物影响而减少吸收,一般选在进食前后间隔1 h服药为宜。

(5)细菌对红霉素易产生耐药性,连用不宜超过1周,停药数月后可逐渐恢复敏感性。与其他大环内酯类抗生素之间有不完全交叉耐药性。

其他大环内酯类抗生素还包括乙酰螺旋霉素、麦迪霉素、吉他霉素、交沙霉素等。抗菌谱与红霉素相似,抗菌活性比红霉素略低或相似,不良反应较红霉素轻,主要用于耐红霉素菌株和不能耐受红霉素的患者。

合成的大环内酯类抗生素主要有阿奇霉素、克拉霉素、罗红霉素、罗他霉素等,是近年来广泛用于临床的大环内酯类,抗菌谱与红霉素相似,具有对胃酸稳定、生物利用度高、血药浓度高、组织渗透性好、半衰期长、抗菌活性强、不良反应少等特点;并有良好的抗生素后效应和免疫调节功能。主要用于敏感菌所致的呼吸道、泌尿生殖系统、皮肤及软组织等感染。

 二、林可霉素及克林霉素

林可霉素、克林霉素两者抗菌谱相同,在体内分布较广,在骨组织达到更高的浓度。林可霉素可经胆汁和尿排泄,在严重肾衰竭或肝脏受损时,应酌情减量。临床主要用于:① 敏感菌引起的急、慢性骨及关节感染;② 对敏感厌氧菌引起的严重感染,尤其是吸入性肺炎、阻塞性肺炎和肺脓肿的疗效优于青霉素类。

 三、糖肽类

万古霉素、去甲万古霉素、替考拉宁等属糖肽类化合物,通过阻碍细菌细胞壁合成,对革兰阳性菌产生强大的杀菌作用。细菌对本类药物不易产生耐药性,且与其他抗生素无交叉耐药性。口服不吸收,药物广泛分布于各组织,主要经肾排泄。临床主要用于耐药的革兰阳性菌引起的严重感染,如败血症、肺炎、心内膜炎、结肠炎、脑膜炎及假膜性肠炎等。

第三节 氨基糖苷类抗生素

氨基糖苷类抗生素由氨基糖分子和非糖部分的苷元组成,包括链霉素、卡那霉素、妥布霉素、庆大霉素、小诺米星、阿米卡星、奈替米星等。

 一、氨基糖苷类抗生素的共性

【用药基础】

1. **体内过程**　氨基糖苷类抗生素口服很难吸收,一般多采用肌内注射。血浆蛋白结合率低,可渗入大多数体液,在肾皮质和内耳内、外淋巴液有高浓度积聚,可透过胎盘屏障,不能透过血-脑屏障。主要经肾小球滤过,随尿液排泄。

2. **抗菌作用**　氨基糖苷类抗生素通过抑制蛋白质合成的全过程(起始、延伸、终止),并破坏细胞膜的完整性,使菌体内的生命物质外漏致细菌死亡,为静止期杀菌药。

【护理应用】

作为治疗革兰阴性杆菌所致的严重感染的重要药物,用于脑膜炎、呼吸道感染、泌尿道感染、皮肤软组织感染、胃肠道感染、烧伤或创伤感染及骨关节感染等,常联合应用广谱半合成青霉素、第三代头孢菌素及氟喹诺酮类等;对铜绿假单胞菌、克雷伯菌属、大肠埃希菌等常见革兰阴性杆菌有长时间的抗生素后效应,对金黄色葡萄球菌包括耐青霉素菌株甚为敏感。

【用药监护】

(一) 不良反应

1. **耳毒性**　包括前庭损害和耳蜗损害。
2. **肾毒性**　表现为蛋白尿、管型尿、血尿等,严重者可产生氮质血症、肾功能减退等。
3. **神经肌肉麻痹**　氨基糖苷类可与Ca^{2+}结合,阻滞运动神经肌肉接头,可引起肌肉无力、心肌抑制、周围血管性血压下降和呼吸衰竭等。
4. **过敏反应**　表现为皮疹、药热,链霉素也可发生过敏性休克。

 知识链接

前庭神经损害可出现眩晕、头昏、恶心、呕吐、眼球震颤和共济失调;耳蜗神经损害可出现耳鸣、听力下降,甚至永久性耳聋。

（二）护理用药注意事项

（1）密切观察患者肾毒性是否发生，用药超过 5 d 应注意查尿，并记录出入水量，以观察肾功能变化。

（2）用药期间应注意常询问患者有无眩晕、耳鸣等症状，若发现即刻停药，并向医生报告。

（3）对出现前庭功能障碍的患者如眩晕者，应注意搀扶，避免摔倒。

（4）注射氨基糖苷类药物时，应备有葡萄糖酸钙和新斯的明等解救药。

（5）儿童和老年患者对氨基糖苷类抗生素毒性反应特别敏感，更应密切观察，注射速度宜慢。

（6）本类药物不宜与其他药物在注射器内混合注射，以免药效降低。

（7）本类药物局部刺激性强，深部肌内注射可减少注射部位疼痛。

 ## 二、常用氨基糖苷类抗生素的特点

链 霉 素

链霉素是最早用于临床的氨基糖苷类药物，也是第一个用于临床的抗结核病药物。对结核杆菌、革兰阴性杆菌作用强大。临床首选用于治疗鼠疫，与四环素合用已成为目前治疗鼠疫的最有效手段；与青霉素合用治疗草绿色链球菌所致的细菌性心内膜炎；也与其他抗结核药物合用于治疗结核病。

链霉素最常见的毒性反应为耳毒性，其前庭反应较耳蜗反应出现早且发生率高，如有耳鸣、耳塞感应立即停药；其次为神经肌肉阻滞作用；少见肾毒性；链霉素最易引起过敏反应，以皮疹、发热、血管神经性水肿较多见，也可引起过敏性休克，通常于注射后 10 min 内出现突然发作。

庆 大 霉 素

庆大霉素为临床治疗革兰阴性杆菌感染的常用药物。主要用于大肠埃希菌、痢疾杆菌、克雷伯肺炎杆菌、变形杆菌等革兰阴性菌引起的败血症、肺炎、脑膜炎、骨髓炎等；常与羧苄西林合用治疗铜绿假单胞菌感染，与氨苄西林联合治疗肠球菌心内膜炎；口服用于肠道感染及肠道术前准备。

不良反应有耳毒性，以前庭损害为主，可逆性肾损害也多见，偶见过敏反应及神经肌肉接头阻滞作用。应注意避免同一输液瓶内同时出现 β-内酰胺类和庆大霉素的情况，混合滴注可致抗菌活性降低。

阿 米 卡 星

阿米卡星又称为丁胺卡那霉素，抗菌谱与庆大霉素相似，对多种钝化酶稳定，对其他氨基糖苷类药物耐药时对阿米卡星依然敏感。主要用于对庆大霉素、卡那霉素或妥布霉素耐药的革兰阴性杆菌所致的尿道、下呼吸道、腹腔、软组织、生殖系统、骨和关节感染，以及由铜绿假单胞菌和变形杆菌所致的败血症。

阿米卡星毒性主要表现为耳蜗神经损害，只在少数患者出现前庭功能损伤，肾毒性较庆大霉素和妥布霉素低。

第六章 抗 生 素

妥 布 霉 素

妥布霉素对克雷伯菌属、肠杆菌属、变形杆菌属、铜绿假单胞菌的作用较庆大霉素强2~4倍,可与青霉素类或头孢菌素类药物合用治疗上述细菌所致的各种感染。不良反应同庆大霉素,但耳毒性略低。

奈 替 米 星

奈替米星对革兰阴性菌包括肠杆菌科及铜绿假单胞菌等均有良好抗菌作用;对革兰阳性球菌的作用强于其他氨基糖苷类药物。对多种钝化酶稳定,因而对庆大霉素、妥布霉素等耐药的菌株也有较好抗菌活性。与β-内酰胺类合用治疗金黄色葡萄球菌、铜绿假单胞菌、肺炎杆菌和肠球菌属等敏感菌引起的严重感染。不良反应轻,耳毒性、肾毒性发生率较低。

第四节　多黏菌素类抗生素

多黏菌素包括多黏菌素B及多黏菌素E,两者具有相似的药理作用。主要用于铜绿假单胞菌感染并对其他抗菌药物产生耐药时,如铜绿假单胞菌败血症、鞘内注射可治疗铜绿假单胞菌脑膜炎,局部给药可清除烧伤创面的铜绿假单胞菌,也可用作肠道手术前准备,局部应用于泌尿道感染等。多黏菌素类毒性较大。主要表现为肾毒性,可有蛋白尿、血尿等;神经毒性发生时间与肾毒性相似,轻者表现为头晕、面部麻木和周围神经炎,严重时出现意识混乱、昏迷、共济失调等。也可出现可逆性神经肌肉阻滞,表现为呼吸抑制,新斯的明治疗无效时,应立即进行人工呼吸抢救。

第五节　四环素类及氯霉素

四环素类和氯霉素对包括革兰阳性菌、革兰阴性菌、立克次体、衣原体、支原体和螺旋体等病原体皆有效,称为广谱抗生素。

一、四环素类

四环素类抗生素是两性物质,可与碱或酸结合成盐,在碱性水溶液中易降解,在酸性水溶液中则较稳定。天然品有四环素、土霉素、金霉素等,人工半合成品有多西环素、米诺环素等药物。近年来由于耐药菌株日益增多,疗效不够理想,且不良反应较多,临床应用已明显减少。

【用药基础】

1. 体内过程　四环素类组织分布广泛,主要集中在肝、肾、皮肤、牙齿和骨骼等钙化组织中,也能透过胎盘屏障并集中在胎儿骨骼和牙齿中。部分在肝脏代谢,可以原形和其代谢产物分泌到胆汁并形成肝肠循环,经肾小球滤过排出。

2. 抗菌作用　四环素类通过作用于细菌核糖体的30S亚基,抑制细菌蛋白质的合成,还可改变细菌细胞膜的通透性,使胞内重要成分外漏,从而抑制细菌DNA的复制,产生快速抑菌作用。对多种革兰阳性菌和革兰阴性菌、立克次体、衣原体、支原体、螺旋体及某些原虫均有高度抑制作用,对革兰阳性菌作用不如青霉素和头孢菌素,对革兰阴性菌作用不如氨基糖苷类。

【护理应用】

主要用于:① 立克次体感染所致的斑疹伤寒、立克次体病和恙虫病等,四环素类可作为首选药物;② 肺炎衣原体引起的肺炎,沙眼衣原体引起的非淋菌性尿道炎、子宫颈炎、性病淋巴肉芽肿、包涵体结膜炎和沙眼等,多西环素为首选药物,但疗程通常在3周以上;③ 多西环素对肺炎支原体引起的支原体非典型肺炎具有良好的疗效。

【用药监护】

(一) 不良反应

1. **胃肠道反应** 本类药物口服后可引起恶心、呕吐、上腹不适、腹胀、腹泻等症状,尤以土霉素多见,饭后服药或与食物同服可以减轻症状。

2. **二重感染** 长期使用广谱抗生素,使敏感菌受到抑制,而不敏感菌乘机在体内繁殖生长,造成二重感染,又称为菌群交替症。合用肾上腺皮质激素和抗肿瘤药物也更容易发生二重感染。常见的有:① 白色念珠菌所致的鹅口疮、肠炎,可用抗真菌药治疗;② 难辨梭状杆菌引起的假膜性肠炎,此时该菌产生强烈的外毒素,引起肠壁坏死、剧烈腹泻,导致严重失水或休克,并有生命危险。须停药,并口服万古霉素治疗。

3. **对骨骼、牙齿生长的影响** 四环素类能与新形成的骨、牙中所沉积的钙结合。禁用于孕妇、哺乳期妇女及8岁以下儿童。

4. **光敏性皮炎** 服用四环素类的患者受到阳光和紫外线照射时易出现红斑,或引起类似晒伤的反应。

(二) 护理用药注意事项

(1) 由于本类药与含多价金属离子食物同服易形成络合物妨碍吸收,因此事先应向患者讲解清楚,不与牛奶、豆制品同服,也不与某些药如铁剂、抗酸药等同服,至少应间隔1~2 h服用为宜。

(2) 注意观察服药期间患者的不良反应,如胃肠道反应、过敏反应和二重感染等,及时向医生报告。

(3) 本类药物局部刺激性强,静注时应避免漏到血管外。注射速度要缓慢,因速度太快时单位时间进入体内的药物浓度增大,会引起恶心、呕吐、发冷、发热和高血压等症状。

(4) 嘱患者用药期间避免日光或太阳灯照射,以免引起光敏性反应。

(5) Ca^{2+}、Mg^{2+}、Fe^{2+}、Al^{3+}等金属离子可与其络合,减少其吸收;不宜与抗酸药、奶制品及铁制剂合用。

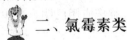

二、氯霉素类

氯 霉 素

氯霉素对革兰阳性、阴性菌均有抑制作用,且对后者的作用较强。其中对伤寒杆菌、流感杆菌、副流感杆菌和百日咳杆菌的作用比其他抗生素强,对立克次体感染如斑疹伤寒也有效,但对革兰阳性球菌的作用不及青霉素和四环素类强。

氯霉素可与敏感菌核糖体的50S亚基结合,抑制转肽酶,使肽链的延伸受阻,从而抑制蛋白质的合成,属于速效抑菌剂。

【护理应用】

因对造血系统有严重不良反应,故对其临床应用现已严格控制,仅用于:① 伤寒和副伤寒杆菌所致的伤寒和副伤寒,待体温下降至正常后继续用药 10 d;② 氯霉素可在脑脊液中达到较高浓度而具有杀菌作用,可治疗耐青霉素的脑膜炎奈瑟菌、肺炎链球菌及流感嗜血杆菌等所致的脑膜炎;③ 氯霉素易透过血-眼屏障,是治疗敏感菌引起的眼部感染及沙眼衣原体所致沙眼的有效药物。

【用药监护】

(一)不良反应

1. 抑制骨髓造血功能　为氯霉素最严重的不良反应,有两种类型:① 可逆性抑制,呈现明显贫血。也可有白细胞和血小板减少,与剂量和疗程有关,停药后即可逐渐恢复。② 再生障碍性贫血,与服药剂量和疗程无关,通常有数周或数月的潜伏期,停药后仍可发生,一旦发生,常难逆转,死亡率高。故应严格掌握用药指征,用药期间应定期检查血象,避免长期用药。一旦出现发热、咽痛、疲劳、瘀斑,应立即报告。

2. 灰婴综合征　主要发生于早产儿和新生儿,由于氯霉素的代谢和排泄减慢造成氯霉素蓄积,进而干扰线粒体核糖体的功能,出现呕吐、呼吸抑制、虚脱、发绀和休克等。

3. 其他　也可发生胃肠反应、二重感染、中毒性精神病等,氯霉素与青霉素合用治疗细菌性脑膜炎时,两者不能同瓶滴注,应先用青霉素后用氯霉素。

(二)护理用药注意事项

(1)注意观察患者不良反应,并主动询问症状。

(2)应定期检查血象,并对因骨髓抑制而出现衰弱、疲乏无力、咽部肿痛等症状密切观察,随时复查血象,及时报告医生。

(3)注意患者是否发生视神经炎,当出现视觉明显下降时,必须立即停药,并报告医生。

(4)患者发生周围神经炎,表现为疼痛、感觉障碍时,应立即向医生报告。

(5)血清铁升高常是氯霉素早期毒性发生的征象,故用药期间应定期检查血清铁浓度。

学习与操作

活动一　不同溶媒对红霉素溶解性的影响

【目的】

观察红霉素在不同溶媒中的溶解性,了解正确选择溶媒的重要性。

【器材】

大试管、10 ml 注射器。

【药品】

乳糖酸红霉素粉针剂、生理盐水、5% 葡萄糖溶液、注射用水。

【方法】

将乳糖酸红霉素少许分装入编号为1、2、3的试管中,然后将生理盐水、5%葡萄糖溶液、注射用水6 ml分别加入3支试管内,充分振荡,观察红霉素溶解情况。

【结果】

试管号	溶 媒	溶 解 情 况
1	生理盐水	
2	5%葡萄糖溶液	
3	注射用水	

活动二 链霉素的毒性反应及葡萄糖酸钙的对抗作用

【目的】

观察硫酸链霉素的毒性反应及葡萄糖酸钙对其毒性反应的对抗作用。

【动物】

家兔1只。

【药品】

25%硫酸链霉素溶液、10%葡萄糖酸钙、0.05%甲基硫酸新斯的明。

【器材】

5 ml注射器2支、10 ml注射器1支、6号针头3只、75%酒精棉球、干棉球、婴儿秤。

【方法】

取家兔1只称重,观察其正常活动状态(呼吸、肌张力、翻正反射情况等)。然后于耳缘静脉注射25%硫酸链霉素0.6 ml/kg,当出现呼吸抑制(口唇、耳青紫)、四肢无力、翻正反射消失时立即停止给药,并迅速静脉缓慢注射10%葡萄糖酸钙2.5 ml/kg(250 mg/kg),同时静注0.05%甲基硫酸新斯的明溶液0.3 ml/kg(0.15 mg/kg)。观察给药前后家兔有何变化。

【结果】

动 物	用药情况	呼吸情况	四肢肌张力	翻正反射情况
家 兔	给链霉素前			
	给链霉素后			
	给葡萄糖酸钙和新斯的明后			

(海波 刘斌)

第七章 人工合成抗菌药

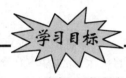

1. 掌握喹诺酮类药物的抗菌作用、护理应用及用药监护。
2. 了解磺胺类药的抗菌作用、护理应用及用药监护；理解甲氧苄啶增加抗菌活性的机制。
3. 掌握甲硝唑作用、护理应用及用药监护。
4. 学会病例分析方法，掌握抗菌药物在护理应用中的注意事项。

第一节 喹诺酮类药物

喹诺酮类是一类人工合成的含4-喹诺酮结构的抗菌药，目前发展迅速，具有高效、低毒、广谱、不良反应少等特点，临床广为使用的是第三代喹诺酮类药物，主要包括诺氟沙星、氧氟沙星、左氧氟沙星、依诺沙星、环丙沙星等。该类药物通过抑制DNA螺旋酶、阻碍DNA合成而导致细菌死亡，对大多数革兰阴性菌包括铜绿假单胞菌有良好的抗菌活性，对金黄色葡萄球菌的作用明显，某些药物对厌氧菌、分枝杆菌、军团菌及衣原体也有良好作用。它与其他抗生素无交叉耐药性，但同类药物之间有交叉耐药性。

 一、常见喹诺酮药物

诺 氟 沙 星

又名氟哌酸，是第一个喹诺酮类药，抗菌谱广，抗菌作用强，对革兰阳性和阴性菌包括铜绿假单胞菌均有良好的抗菌活性。口服吸收率只有35%～45%；易受食物影响，空腹比饭后服药的血浓度高2~3倍,体内分布广,肝脏和前列腺中浓度高。主要用于敏感菌所致的肠道及尿路感染。

氧氟沙星

又名氟嗪酸,口服吸收迅速而完全,绝对生物利用度比诺氟沙星高。体内分布广泛,在前列腺、肺、骨、耳鼻喉及痰液中均能达到有效治疗浓度,在胆汁中药物浓度为血药浓度的7倍,其突出特点是在脑脊液和尿液中浓度高,尿中药物浓度在服药48 h后仍维持在杀菌水平。

对革兰阳性菌优于诺氟沙星,对支原体与四环素相似,对肠杆菌科细菌与诺氟沙星相似或稍高。临床主要用于敏感菌所致的尿路感染、呼吸道感染、胆道感染、皮肤软组织感染、耳鼻喉感染及眼部感染。由于对结核杆菌有较好的抗菌活性,对耐链霉素、异烟肼、对氨基水杨酸钠的结核杆菌仍有效,也用作治疗结核病的二线药物。不良反应少见且较轻,主要是胃肠道反应,偶见神经系统症状和转氨酶升高。

左氧氟沙星

为氧氟沙星的左旋光学异构体,左氧氟沙星的抗菌活性比氧氟沙星强2倍,对金黄色葡萄球菌和链球菌的抗菌活性通常是环丙沙星的2~4倍。对厌氧菌的抗菌活性为环丙沙星的4倍,对肠杆菌科的抗菌活性与环丙沙星相当。左氧氟沙星除对临床常见的革兰阳性和革兰阴性致病菌表现出极强的抗菌活性外,对支原体、衣原体及军团菌也有较强的杀灭作用。最突出的特点是不良反应远低于氧氟沙星,主要为胃肠道反应。

依诺沙星

又名氟啶酸,抗菌谱与诺氟沙星相似,抗菌活性较诺氟沙星强2~9倍,对厌氧菌作用较差。口服吸收好,不受食物影响,血药浓度介于诺氟沙星与氧氟沙星之间,不良反应以消化道反应为主,偶有中枢神经系统毒性反应。

培氟沙星

又名甲氟哌酸,口服吸收好,血药浓度高而持久,半衰期可达10 h以上,体内分布广泛,可进入脑脊液。抗菌谱与诺氟沙星相似,抗菌活性略逊于诺氟沙星,对军团菌有效,对铜绿假单胞菌的作用不及环丙沙星。除用于治疗敏感菌所致的尿路感染和呼吸道感染外,还可用于某些化脓性脑膜炎的治疗。

环丙沙星

又名环丙氟哌酸,吸收较快但不完全,静脉滴注可弥补此缺点。广泛分布于多种组织或体液中,并达有效治疗浓度,在胆汁中浓度可超过血药浓度。环丙沙星抗菌谱广,对革兰阴性杆菌的体外抗菌活性是目前临床应用的喹诺酮类中最高者。临床主要治疗敏感菌引起的尿道、胃肠道、呼吸道、骨关节、腹腔及皮肤软组织等感染。不良反应常见为胃肠道反应,也可出现神经系统症状,偶见过敏反应、关节痛或一过性转氨酶升高。静脉滴注时血管局部有刺激反应。

氟罗沙星

又名多氟沙星,对革兰阴性菌、革兰阳性菌、分枝杆菌、厌氧菌、支原体、衣原体均具有强大的抗菌活性。体内的抗菌活性远远超过诺氟沙星、氧氟沙星。口服吸收完全,血和尿中原形药物浓度高而持久,可每日给药1次。主要用于治疗敏感菌所致的呼吸道、泌尿生殖道、胃肠道及皮肤软组织等感染。不良反应发生率高,主要是胃肠道反应和神经系统反应,个别患者出现光敏反应。

司帕沙星

司帕沙星为喹诺酮类的长效品种,$t_{1/2}$为17.6 h,可每天给药1次。具有强大的组织穿透力,可迅速进入多种组织和体液,以原形经胆汁排泄。用于敏感菌引起的胃肠道、呼吸道、泌尿生殖道、皮肤软组织等感染,也可治疗对异烟肼、利福平耐药的结核病患者。

二、喹诺酮类药物的用药监护

1. **消化系统症状** 较多见,可有恶心、呕吐、上腹不适、腹痛、腹泻、食欲减退等。
2. **神经系统反应** 以头昏、头痛、情绪不安、失眠等症状多见,有精神病史和癫痫病史的患者慎用或禁用。
3. **骨关节损害** 对幼年动物可引起软骨组织损害,故不宜用于孕妇和哺乳期妇女,骨骼系统未发育完全的16周岁以下青少年禁用。
4. **过敏反应** 所有的喹诺酮类药物都具有光敏性,服药期间应当避免直接暴露于阳光下。偶可引起溶血性贫血。
5. **其他** 依诺沙星、环丙沙星与培氟沙星可抑制茶碱类、咖啡因和口服抗凝血药在肝中的代谢,使上述药物浓度升高而引起不良反应;与制酸药同时应用,可形成络合物而减少其吸收;肾功能减退时,应用主要经肾排泄的药物如氧氟沙星和依诺沙星等应减量。

第二节 磺胺类药及甲氧苄啶

一、磺胺类药

磺胺类药是最早应用于临床的合成抗菌药,根据药物特点和临床应用,磺胺类药可分为3类:① 用于全身感染的磺胺类药:磺胺甲噁唑(SMZ)、磺胺嘧啶(SD);② 用于肠道感染的磺胺类药:柳氮磺吡啶;③ 外用磺胺类药:磺胺米隆(SML)、磺胺嘧啶银(SD-Ag)、磺胺醋酰钠(SA-Na)等。

【用药基础】

1. **体内过程** 大多数全身应用的磺胺类药物口服易吸收,可广泛分布于全身组织,能透过血-脑屏障进入脑脊液,也能进入乳汁和通过胎盘屏障。主要在肝脏经乙酰化代谢为无活性的代谢产物,最后经肾脏排泄。
2. **抗菌作用** 磺胺类药物抗菌谱广,能与对氨基苯甲酸(PABA)竞争二氢叶酸合成酶,干扰二氢叶酸的合成,进而影响核酸的生成,抑制细菌的生长繁殖。可选择性地抑制化脓性链球菌、肺炎链球菌、流感嗜血杆菌、大肠埃希菌、奇异变形杆菌、沙眼衣原体、性病淋巴肉芽肿、衣原体、放线菌等。

【护理应用】

1. 全身性感染 可选用口服易吸收的磺胺类,用于脑膜炎奈瑟菌所致的脑膜炎、流感杆菌所致的中耳炎、金黄色葡萄球菌和大肠埃希菌所致的尿路感染,也用于结膜炎、沙眼、奴卡菌病、弓形体病等疾病的治疗。还与甲氧苄啶合用治疗复杂性尿路感染、呼吸道感染、肠道感染和伤寒等。磺胺嘧啶对于防治流行性脑脊髓膜炎有良好疗效。

2. 肠道感染 柳氮磺吡啶口服不吸收而达下部肠道,对结缔组织有特殊的亲和力,并在肠壁结缔组织中释放出磺胺吡啶发挥抗菌、抗炎和免疫抑制作用。适用于治疗慢性炎症性肠道疾病,如节段性回肠炎、溃疡性结肠炎。

3. 局部感染 磺胺米隆和磺胺嘧啶银对铜绿假单胞菌、金黄色葡萄球菌等有效,能迅速渗入创面及焦痂中,适用于烧伤和大面积创伤后感染。磺胺醋酰钠可透入眼部晶体及眼内组织,用于沙眼、结膜炎和角膜炎等。

【用药监护】

(一) 不良反应

1. 肾脏损害 用于全身感染的磺胺类药及其乙酰化产物,在中性或酸性尿液中形成磺胺结晶,导致肾脏损害。适当增加饮水量和同服碳酸氢钠碱化尿液能降低药物浓度和促进药物的离子化而预防结晶尿。

2. 过敏反应 常见药热、皮疹、固定型药疹、血管神经性水肿等,严重者可出现剥脱性皮炎。用药前应询问有无过敏史。

3. 血液系统反应 可见粒细胞减少、血小板减少、再生障碍性贫血等,用药期间应定期检查血常规。对葡萄糖-6-磷酸脱氢酶缺乏的患者可引起溶血性贫血,应禁用。

4. 中枢反应 少数人可见头晕、头痛、乏力、精神不振等,服药期间不宜驾驶或高空作业。

5. 其他 部分患者可出现黄疸、肝功能减退,严重者可发生急性肝坏死,肝功能损害者应避免使用。新生儿可发生核黄疸和溶血,新生儿、2岁以下的幼儿、孕妇及哺乳期妇女禁用。餐后服或同服碳酸氢钠可减轻症状。

(二) 护理用药注意事项

(1) 在患者用磺胺类药后应注意观察不良反应如皮疹或药热、泌尿系统损害所致少尿、无尿、血尿等,并及时报告医生。

(2) 最好每天检查患者尿液 pH 值,服磺胺药期间若出现酸性尿,可服碳酸氢钠使尿液碱化,增加磺胺药溶解度,预防结晶尿发生。

(3) 记录出入水量,鼓励患者多饮水,使每天尿量不少于 1 500 ml。

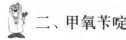二、甲氧苄啶

甲氧苄啶(TMP)又名磺胺增效剂,抗菌谱和磺胺类药相似,对多种革兰阳性和阴性菌有效。但抗菌作用较弱,单用易引起细菌耐药性。它的抗菌作用机制是抑制细菌二氢叶酸还原

酶,使二氢叶酸不能还原成四氢叶酸,阻止细菌核酸的合成。与磺胺类药合用后,可双重阻断细菌的叶酸代谢,增强磺胺类药的抗菌作用达数倍乃至数十倍,甚至出现杀菌作用,并可减少耐药菌株的产生,有效抑制对磺胺类药耐药的菌株。

甲氧苄啶常与磺胺异噁唑、磺胺嘧啶合用,制成复方制剂,用于呼吸道、泌尿生殖道、胃肠道感染。也用于卡氏孢子菌感染、奴卡菌感染、伤寒沙门菌和流脑的预防和治疗。

甲氧苄啶毒性较小,可引起恶心、过敏性皮疹,也可引起巨幼红细胞贫血、白细胞减少及粒细胞减少。发生巨幼红细胞性贫血时,可用四氢叶酸钙治疗。

第三节 其他人工合成抗菌药

一、硝基呋喃类

本类药物抗菌谱广,且不易产生耐药性,包括呋喃妥因和呋喃唑酮。

呋喃妥因(呋喃坦啶)口服较易吸收,可迅速经肾小球滤过排入尿中,尿中原形药物排出率可达40%。临床主要用于敏感菌引起的急、慢性下尿路感染,但对上尿路感染效果较差。

呋喃唑酮(痢特灵)主要用于肠炎和细菌性痢疾,也可用于尿路感染、伤寒、副伤寒和消化性溃疡。

二、硝基咪唑类

甲 硝 唑

【用药基础】

甲硝唑又名灭滴灵,口服吸收迅速而完全,$t_{1/2}$约8 h,12 h给药1次。在体内各组织和体液中分布均匀,在脑脊液、唾液、脓液、胸水、前列腺、精液、牙槽骨中均可达到有效浓度。主要在肝中代谢,由肾排出,部分可经乳汁排出。

【护理应用】

1. **抗厌氧菌** 用于革兰阳性或革兰阴性厌氧菌引起的腹腔和盆腔感染、牙周感染、鼻窦炎、关节炎、骨髓炎和败血症等,也可与抗菌药合用防治妇科手术、胃肠手术时厌氧菌与需氧菌的混合感染。

2. **抗滴虫** 为治疗阴道滴虫感染的首选药,口服剂量即可杀死精液及尿液中阴道滴虫,但不影响阴道内正常菌群的生长。

3. **抗阿米巴** 对肠内、肠外阿米巴滋养体均有强大杀灭作用,可作为阿米巴痢疾与肠外阿米巴感染的首选药。

4. **抗贾第鞭毛虫** 可用于治疗贾第鞭毛虫病。

【用药监护】

(1) 以消化道反应常见,如恶心、呕吐、口干、口腔金属味感等,偶有腹痛、腹泻。服药期间饮酒可加重上述症状,故用药期间禁酒。

（2）大剂量应用时可发生头痛、头昏、眩晕、惊厥、共济失调和肢体感觉异常等神经系统症状，急性中枢神经系统疾病患者禁用。少数患者还出现荨麻疹、红斑、瘙痒、白细胞减少等。

（3）动物实验证明，长期大剂量使用有致畸作用，故妊娠早期禁用。肝、肾功能不全者应酌情减量。

替 硝 唑

是新一代高效广谱抗厌氧菌和抗滴虫的硝基咪唑类药，其药理作用、临床应用和不良反应与甲硝唑相似，替硝唑更易透入细菌内，半衰期长，生物利用度高，疗效好。主要用于对甲硝唑不能耐受患者。

学习与操作

活动一　病 例 分 析 1

某患儿，男性，24 d。因反复咳嗽 3 d，加重 1 d 入院。

患儿 3 d 前开始咳嗽，咳嗽呈阵发性，有痰，不能吐出，伴鼻塞、喷嚏、无发热、呕吐、腹泻和皮疹等。在社区医疗卫生服务中心就诊，给予小儿止咳糖浆口服，症状稍有好转。1 d 前咳嗽突然加重，并出现呼吸急促、口唇青紫，遂来院就诊，拟诊为新生儿肺炎收住入院。

查体：体温 37.6℃，呼吸 40 次/min，心率 140 次/min，体重 4.5 kg。神志清楚，发育营养中等，呼吸急促，口唇发绀，皮肤黏膜无出血点及皮疹。两肺底及肩胛区可闻及中细啰音，呼吸音粗糙，心率 140 次/min，律齐，各瓣膜区未闻及病理性杂音，肝肋下 2 cm。

初步诊断：新生儿肺炎。进一步查血、尿、粪常规，胸透，给予以下药物：① 青霉素 40 万 u，静脉滴注，每日 2 次，皮试；② 克咳 1 ml，每日 3 次。

经上述治疗 3 d 后，患儿咳嗽好转，体温正常，呼吸不急促，无发绀，经胸透心肺正常，准备出院。因两肺门闻及少许干啰音，给予头孢氨苄干糖浆 25 mg，每日 4 次，连用 3 d。

讨论：

1. 结合病例讨论青霉素的抗菌作用、作用机制、护理应用、不良反应及用药监护。
2. 试述头孢氨苄的抗菌谱及其作用特点。

活动二　病 例 分 析 2

某患者，女性，24 岁。因发热、头痛、呕吐 1 d，神志不清 6 h 入院。

患者 1 d 前突然出现寒战、高热，体温 40℃，伴头痛，当天下午在某社区医院门诊就诊，给予青霉素 800 万 u，静脉滴注。回家后病情未见好转，头痛加剧，伴有呕吐，呈喷射状，同时出现烦躁不安，很快出现神志不清。

查体：体温 40℃，呼吸 30 次/分，心率 140 次/分，血压 110/70 mmHg（14.63/9.31 kPa）；神志不清，呈躁动状态，两颊潮红，两侧瞳孔等大等圆，对光反射存在，结膜充血；咽部充血；颈强硬；布氏征(+)，克氏征(+)；心肺阴性；在胸腹部及下肢均可见散在性出血点。

实验室检查：白细胞 18×10^9/L，中性粒细胞 90%，淋巴细胞 6%，单核细胞 3%。脑脊液：外观混浊，白细胞 6×10^9/L，中性细胞 82%，淋巴细胞 18%；涂片找到革兰阴性球菌。

诊断：流行性脑脊髓膜炎

治疗经过：入院后给予磺胺嘧啶、维生素 B_{12} 等治疗。3 d 后病情好转，体温恢复正常，自觉症状有所减轻，阳性体征基本消失。实验室检查：白细胞 6×10^9/L，尿液中发现少量磺胺结晶，其他均无异常。

第 7 天患者再次发热，体温 38.9℃，胸腹部出现皮疹。实验室检查：白细胞 9×10^9/L，中性粒细胞 56%，淋巴细胞 33%，单核细胞 3%，嗜酸性粒细胞 8%；尿液中仍有磺胺结晶。

医嘱：停用磺胺嘧啶，改用青霉素 800 万 u，静脉滴注（皮试）。注射后片刻患者即感咽喉有阻塞感、胸闷、呼吸窘迫、出冷汗，迅即昏倒不省人事。

讨论：

1. 入院时为什么采用上述药物治疗？
2. 入院第 7 天发生的症状是什么现象？应如何进一步治疗？
3. 改用青霉素后发生的现象如何解释？提示我们在应用青霉素时应注意什么问题？
4. 应选用何种药物继续治疗？

（刘斌 海波）

第八章 抗结核药

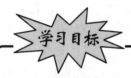

1. 掌握异烟肼、利福平抗结核杆菌作用、护理应用及用药监护。
2. 了解其他抗结核药的护理应用及用药监护,理解抗结核药物应用原则。

结核病是由结核分枝杆菌(简称结核杆菌)引起的疾病,抗结核药可分为两类:"一线药"和"二线药"。"一线药"包括异烟肼、利福平、乙胺丁醇、吡嗪酰胺、链霉素等,其特点是疗效高、不良反应较易接受,绝大多数的结核病患者用这些药物可以达到治愈的目的。当上述药物产生耐药,或伴有人类免疫缺陷病毒感染时,需要转用"二线药",如对氨基水杨酸钠、卡那霉素、氧氟沙星、环丙沙星、阿米卡星等治疗。

 一、常用抗结核药

异 烟 肼

异烟肼(INH)又名雷米封,具有抗结核作用强、疗效高、毒性小、口服方便、价廉等优点。是最常用的一线抗结核药。

【用药基础】

1. 体内过程 口服吸收快而完全,1~2 h 后血药浓度达高峰。吸收后广泛分布于全身体液和组织中,穿透力强,可渗入关节腔、胸、腹水以及纤维化或干酪化的结核病灶中,也易透入细胞内,作用于已被吞噬的结核杆菌。异烟肼大部分在肝脏被代谢,最后与少量原形药一起由肾排出。

2. 抗菌作用 异烟肼对结核杆菌有高度选择性,通过抑制结核杆菌细胞壁重要成分分枝菌酸的合成,破坏细胞壁的完整性,使菌体内重要物质丢失而死亡。高浓度时对繁殖期细菌有杀菌作用,对静止期结核杆菌仅有抑菌作用。单用时易产生耐药性,与其他抗结核病药物联用,则能延缓耐药性的产生并增强疗效。

【护理应用】

适用于全身各部位各种类型的结核病,除应用于预防和早期轻症肺结核治疗外,均宜与其他一线药联合应用。对急性粟粒性结核和结核性脑膜炎应增大剂量,延长疗程,必要时采用静脉滴注。

【用药监护】

(一) 不良反应

1. 神经系统毒性　包括:① 周围神经炎:最常见表现为手脚震颤、四肢麻木、腱反射消失、肌肉萎缩等。由于异烟肼与维生素 B_6 结构相似,能竞争同一酶系或两者结合,导致维生素 B_6 缺乏。加用维生素 B_6 可改善症状,但应注意把两药服用时间岔开。② 中枢神经系统症状:常因用药过量所致,出现昏迷、惊厥、神经错乱,偶有中毒性脑病或中毒性精神病。癫痫、精神病史者慎用。

2. 肝毒性　以 35 岁以上患者较多见,可有转氨酶升高。用药时应定期检查肝功能,肝病患者慎用或禁用。服药期间劝告患者忌酒。

3. 过敏反应　偶见皮疹、血细胞减少等。

(二) 护理用药注意事项

(1) 向患者说明应用异烟肼可发生肝损害,应注意观察肝功能不良症状,如厌食、乏力、恶心、呕吐、甚至黄疸等,如发现以上症状及时就诊。并安排患者每月检查 1 次肝功能,以便早期发现肝脏损害。

(2) 用药期间应劝告患者禁酒,以减少肝脏损害的危险。

(3) 注意观察神经系统反应,如手足麻木、刺痛、烧灼感及中枢神经系统损害的症状,发现异常及时报告医生。并向患者解释服用维生素 B_6 是为了预防异烟肼的神经毒性反应,长期服用此药时,应坚持服用维生素 B_6。

(4) 抗酸药能抑制该药吸收,如需服用抗酸药时应告诉患者不要与异烟肼同服。

利 福 平

【用药基础】

1. 体内过程　利福平(RFP)又名甲哌利福霉素,口服吸收完全,能透过各种组织和体液,以肝、胆、肾、肺等中的浓度较高。

2. 抗菌作用　利福平有广谱抗菌作用,对结核杆菌、麻风杆菌和革兰阳性球菌特别是耐药性金黄色葡萄球菌都有很强的抗菌作用,对革兰阴性菌、某些病毒和沙眼衣原体也有抑制作用。主要通过抑制细菌的 DNA 依赖的 RNA 聚合酶,抑制细菌的 mRNA 合成。

【护理应用】

结核杆菌对利福平易产生耐药性,故不宜单用。主要与其他抗结核病药合用治疗各种结核病及重症患者,与异烟肼合用是最理想的初治药物。对耐药性金黄色葡萄球菌及其他革兰阳性球菌所致的感染也有效。还可用于治疗沙眼和麻风病。

【用药监护】

（一）不良反应

1. 胃肠道刺激症状　较常见，可有恶心、呕吐、腹胀、腹痛等。

2. 肝脏损害　少数患者可有转氨酶升高、肝脏肿大和黄疸，有肝病者或与异烟肼合用时较易发生。

3. 过敏反应　有皮疹、药热、血小板和白细胞减少等，严重者可出现急性肾衰竭，多见于间歇疗法。

（二）护理用药注意事项

（1）晨起早餐前1h顿服，因进食可影响药物吸收速度，也不能与牛奶及米汤等同服，以免影响药物吸收。

（2）观察肝脏损害的表现及劝告患者禁酒。

（3）预先告诉患者服用利福平可使大便、小便、泪液和痰液变成橘黄色。

（4）巴比妥类可减少本药在肠道的吸收，必须合用时应间隔6h给药。

乙 胺 丁 醇

口服吸收良好，体内组织分布广泛，几乎对所有的结核杆菌有抑菌作用，单用也可产生耐药性，主要与利福平或异烟肼等合用治疗各型肺结核和肺外结核。

不良反应较少，可有胃肠道不适、恶心、呕吐等。视神经炎是最重要的毒性反应，多发生在服药后2~6个月内，表现为视力下降、视野缩小，出现中央及周围盲点。反应发生率与剂量、疗程有关，早日发现及时停药，数周至数月可自行消失。服药期间每隔2~4周作1次眼科检查，以观察视力和红绿色分辨力，一旦出现异常，立即停药。

吡 嗪 酰 胺

吡嗪酰胺口服迅速吸收，分布于各组织与体液中，酸性环境中抗菌作用增强。能在细胞内有效杀灭结核杆菌，结核杆菌对吡嗪酰胺易产生耐药性，但与其他抗结核药无交叉耐药。已被列为抗结核病基本药物，在短程化疗中应用。肝脏损害是最常见、最严重的不良反应，可使尿酸升高，痛风患者禁用。

对氨基水杨酸钠

口服吸收快而完全，分布于全身组织、体液及干酪样病灶中，但不易透入脑脊液及细胞内。对结核杆菌只有抑菌作用，与其他抗结核病药合用，可以延缓耐药性的发生。最常见的不良反应为恶心、呕吐、厌食、腹痛及腹泻。饭后服药或加服抗酸药可以减轻反应。

二、抗结核病药的应用原则

1. 早期用药　早期病灶内结核菌生长旺盛，对药物敏感，同时病灶部位血液供应丰富，药物易于渗入病灶内，达到高浓度，可获良好疗效。

2. 联合用药　联合用药可提高疗效、降低毒性、延缓耐药性。二联、三联或四联用药则取决于疾病的严重程度、以往用药情况以及结核杆菌对药物的敏感性。

3. 全程规律用药 患者不规则用药或不坚持整个疗程,常是结核病化疗失败的重要原因。

4. 适量用药 合适的剂量,既保证疗效,又可减少不良反应的发生率。

(刘斌 海波)

第九章 抗真菌药

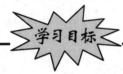

1. 了解抗真菌药物的分类。
2. 掌握灰黄霉素、两性霉素 B、咪唑类抗真菌药的抗菌作用、护理应用及用药监护。

真菌感染可分为浅表和深部感染两类。前者常由各种癣菌引起，主要侵犯皮肤、毛发、指（趾）甲等，发病率高，治疗药物有灰黄霉素、制霉菌素或局部应用的咪康唑和克霉唑等。深部感染常由白念珠菌和新型隐球菌引起，主要侵犯内脏器官和深部组织，发病率虽低，但危害性大，常可危及生命，治疗药物有两性霉素 B 及咪唑类抗真菌药等。

灰 黄 霉 素

灰黄霉素为抗浅表真菌抗生素。口服易吸收，油脂食物能促进其吸收，可分布全身，以脂肪、皮肤、毛发等组织含量较高，能渗入并贮存在皮肤角质层和新生的毛发、指（趾）甲角质部分。$t_{1/2}$ 约 14 h。对各种皮肤癣菌（表皮癣菌属、小孢子菌属和毛癣菌属）有较强的抑制作用，但对深部真菌和细菌无效。其化学结构类似鸟嘌呤，故能竞争性抑制鸟嘌呤进入 DNA 分子中，从而干扰真菌核酸合成，抑制其生长。主要用于治疗上述真菌所致的头癣、体癣、股癣、甲癣等。常见有恶心、腹部不适等，也可见头痛、头晕、失眠、皮疹、白细胞减少等，停药后可自行消退。

特 比 萘 芬

口服吸收良好且迅速，可广泛分布于全身组织，并很快弥散和聚集于皮肤、指（趾）甲和毛发等处缓慢释放和排除。连续服药在皮肤中药物浓度比血药浓度高 75%，停药后在毛囊、毛发和甲板等处维持高浓度时间长达 3 个月。

对各种浅部真菌如毛癣菌属、小孢子癣菌属、表皮癣菌属均有明显的抗菌活性,用于治疗由皮肤癣菌引起的体癣、股癣、甲癣、手癣、足癣等,效果较好。

两性霉素B

【用药基础】

两性霉素B是多烯类抗深部真菌药。口服、肌内注射均难吸收,一次静脉滴注,有效浓度可维持24 h以上。它不易透过血-脑屏障,体内消除缓慢,停药2周后仍可从尿中检出。

两性霉素B几乎对所有真菌均有抗菌活性,对本药呈现敏感的真菌有新型隐球菌、皮炎芽生菌、组织胞浆菌属、球孢子菌属、孢子丝菌属、念珠菌属等,皮肤和毛发癣菌则大多呈现耐药而无效。两性霉素B目前仍是治疗深部真菌病的首选药物。可缓慢静脉滴注或鞘内、腹膜内和胸膜内给药。

【护理应用】

主要用于:① 隐球菌病:可采用鞘内注射治疗新型隐球菌脑膜炎;② 念珠菌病:治疗该类菌所致肺部、尿路感染和败血症;③ 静脉滴注治疗全身播散型球孢子菌病、组织胞浆菌病以及危及脑膜者;④ 口服也用于治疗肠道念珠菌感染。

【用药监护】

1. 急性毒性反应　常见寒战、高热,多出现在静脉滴注开始后1~2 h,持续3~4 h,还可出现严重头痛、恶心、呕吐、血压下降、眩晕等。在用本药前给予解热镇痛药和抗组胺药,静注时同时给予地塞米松,可减少此不良反应。

2. 剂量依赖性肾毒性　尿中可出现红细胞、白细胞、蛋白和管型等,肾功能损害者应减量或延长给药间隔。

3. 其他　可见贫血、血小板减少、粒细胞减少、低血钾、低血镁,静脉滴注过快时可引起心室颤动、心脏骤停、感觉神经障碍和血栓性静脉炎等。

4. 治疗期间定期监测血、尿常规,肝、肾功能,血钾,心电图等。长期用药需补钾。

制霉菌素

制霉菌素也属多烯抗真菌药,其体内过程和抗菌作用与两性霉素B基本相似,但毒性更大,不能注射给药。口服用于防治消化道念珠菌病,局部用药对口腔、皮肤、阴道念珠菌病有效。较大剂量口服可致恶心、呕吐、腹泻。局部用药刺激性小,个别阴道用药可见白带增多。

克霉唑

克霉唑对大多数真菌均有效,对深部真菌作用不及两性霉素B。口服吸收差,连续给药由于肝药酶诱导作用可使血药浓度降低。不良反应多见,目前仅局部用于治疗浅表真菌病(体癣、手足癣)或皮肤黏膜的念珠菌感染。

咪康唑

抗菌谱和抗菌力与克霉唑基本相同。口服吸收差,不易透过血-脑屏障,$t_{1/2}$约20~24 h。静脉给药用于两性霉素B不能耐受的深部真菌感染患者,对皮肤癣菌或念珠菌所致皮肤黏膜感染可用2%霜剂或洗剂。

酮 康 唑

酮康唑是广谱抗真菌药。对念珠菌和浅表癣菌有强大抗菌力。口服易吸收，在酸性环境中吸收增多，不易透过血-脑屏障。可用于芽生菌病、组织胞浆菌病、类球孢子菌病、口腔和皮肤黏膜念珠菌感染；也可用于头癣及皮肤真菌病等。

常见的不良反应有恶心、呕吐和厌食，餐后、睡前或分次服用可减轻症状，严重者可致肝损害，出现无症状的血清转氨酶升高，偶有严重肝坏死，用药期间应定期查肝功能，原有肝病患者禁用本药。

氟 康 唑

抗菌谱与酮康唑相似，具有口服吸收好、作用强、毒性小，可通过血-脑屏障，半衰期长，每天给药1次即可的特点。主要用于以下疾病。

1. **念珠菌病** 可治疗口咽部与食管念珠菌感染、阴道念珠菌感染，因氟康唑可以高浓度原形从尿中排出，故治疗念珠菌尿路感染有良效。
2. **隐球菌脑膜炎** 可显著减少艾滋病和其他免疫缺陷者（如骨髓移植）发生深部真菌感染，艾滋病患者急性隐球菌脑膜炎时首选氟康唑与氟胞嘧啶联合用药，减少其复发。
3. **其他深部真菌病** 治疗白念珠菌所致的肺部感染、腹腔感染、肝脓肿、肾盂肾炎和败血症等均有良效。

不良反应较其他抗真菌药物少见，患者多可耐受，可有头痛、皮疹、腹痛、腹泻等，偶见脱发、一过性血尿素氮、肌酐及转氨酶升高。

伊 曲 康 唑

伊曲康唑抗菌谱较酮康唑更广，对浅部、深部真菌感染均有效，口服吸收好，对皮肤有较高的亲和力。

伊曲康唑是治疗暗色孢科真菌、孢子丝菌及不危及生命的芽生菌和组织胞浆菌感染的（不包括重症感染及病变累及脑膜者）首选药物；还可用于治疗口腔、食管及阴道等处的念珠菌感染；口服伊曲康唑治疗皮肤癣病及甲癣效果较好。

伊曲康唑的不良反应较酮康唑少，剂量过大可出现胃肠道反应、头痛、皮肤瘙痒等，可发生一过性肝功能异常（血清转氨酶的升高），停药后上述症状可消退。

氟 胞 嘧 啶

氟胞嘧啶对隐球菌、念珠菌和球拟酵母等具有较高的抗菌活性，本药为抑菌剂，可干扰真菌DNA合成。口服吸收良好，可透过血-脑屏障。临床上用于念珠菌和隐球菌感染，与两性霉素B等药物联合使用可发挥协同作用。不良反应有胃肠道反应，碱性磷酸酶升高，白细胞、血小板减少等。

（刘斌 海波）

第十章 抗病毒药

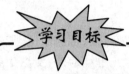

1. 了解病毒感染宿主细胞的过程。
2. 比较金刚烷胺、碘苷、阿昔洛韦、利巴韦林、齐多夫定、干扰素、聚肌胞、转移因子等药物的护理应用及用药监护。

病毒寄生于宿主细胞内,依赖宿主细胞进行增殖复制。在病毒基因遗传信息调控下合成病毒核酸和蛋白质,并装配为成熟的感染性病毒体,自宿主细胞释出,再次感染其他细胞。

抗病毒药物可通过干扰病毒吸附、阻止病毒穿入细胞、抑制病毒生物合成、抑制病毒释放、直接抑制或杀灭病毒、增强宿主抗病毒能力等方式呈现作用。

金刚烷胺

金刚烷胺能特异性地抑制甲型流感病毒,干扰 RNA 病毒穿入宿主细胞,它还能抑制病毒脱壳及核酸的释放。用于甲型流感的防治,对无并发症的患者,口服本药后使排毒量减少,症状减轻,病程缩短。对乙型流感无效。也可用于治疗帕金森病。

碘苷

又名疱疹净,可竞争性抑制胸苷酸合成酶,使 DNA 合成受阻,能抑制 DNA 病毒,如单纯疱疹病毒和水痘-带状疱疹病毒的生长。可局部给药用于眼部或皮肤单纯疱疹病毒和水痘-带状疱疹病毒感染,如疱疹性角膜炎等。不良反应有眼部刺痛、眼睑水肿等。

阿昔洛韦

又名无环鸟苷,是核苷类抗 DNA 病毒药。抗疱疹病毒作用比碘苷强 10 倍,比阿糖腺苷强

160倍。对乙型肝炎病毒也有一定作用。为单纯疱疹病毒感染的首选药,局部用药用于治疗疱疹性角膜炎、单纯疱疹和带状疱疹,静脉注射可降低疱疹性脑炎死亡率;对乙型肝炎患者也有一定疗效。对免疫缺陷和免疫抑制患者(如接受器官移植、化疗者),可预防单纯疱疹病毒和水痘-带状疱疹病毒感染的发生。

阿昔洛韦的不良反应较少,口服可有恶心、呕吐、腹泻,偶有发热、头痛、低血压、皮疹等;静滴时可引起静脉炎。

更昔洛韦

更昔洛韦对单纯疱疹病毒及水痘-带状疱疹病毒的抑制作用与阿昔洛韦相似,但对巨细胞病毒(cytomegalovirus,CMV)尤具较高活性,静脉滴注用于防治免疫缺陷和免疫抑制患者的巨细胞病毒视网膜炎,还可用于预防和治疗器官移植者和艾滋病患者的巨细胞病毒感染。主要不良反应为骨髓抑制,也可发生中枢神经系统毒性反应。

阿糖腺苷

阿糖腺苷为核苷类抗DNA病毒药,能抑制DNA复制,对单纯疱疹病毒与水痘-带状疱疹病毒均有作用。临床用于治疗单纯疱疹病毒性脑炎、角膜炎,新生儿单纯疱疹,艾滋病患者合并带状疱疹等。静脉滴注可出现消化道反应及血栓静脉炎,偶见血清转氨酶升高。

利巴韦林

又名病毒唑,抗病毒谱较广,对甲、乙型流感病毒、副流感病毒、呼吸道合胞病毒、副黏液病毒、麻疹病毒、甲型肝炎病毒、乙型脑炎病毒、流行性出血热病毒、腺病毒等多种病毒有抑制作用。临床用于甲、乙型流感,呼吸道合胞病毒肺炎和支气管炎,疱疹,腺病毒肺炎及甲、丙型肝炎等。口服可引起食欲不振、呕吐、腹泻等,用量过大可致心脏损害。有较强的致畸作用,孕妇禁用。

齐多夫定

又名叠氧胸苷,是第一个获准用于治疗人类免疫缺陷病毒(human immunodeficiency virus,HIV)感染的药物,可抑制HIV反转录过程,从而抑制HIV复制,临床用于治疗艾滋病及重症艾滋病相关综合征。

不良反应主要是骨髓抑制,可出现巨细胞性贫血、中性粒细胞和血小板减少等,治疗初期常出现恶心、呕吐、味觉改变、肌痛、无力、头痛、失眠等,继续用药可自行消退。

干 扰 素

干扰素是机体细胞在病毒感染或其他诱导剂刺激下产生的一类具有广谱抗病毒作用和免疫调节功能的糖蛋白。可分为α、β、γ三种类型。现也可通过基因工程方式人工合成。

干扰素通过产生抗病毒蛋白、降解病毒mRNA、阻断病毒蛋白质合成,从而抑制病毒复制和繁殖,并可提高机体免疫功能。临床用于治疗病毒性肝炎、疱疹病毒感染、腺病毒性角膜炎以及艾滋病等。

第十章 抗病毒药

聚 肌 胞

聚肌胞能诱导机体产生内源性干扰素,阻止病毒复制,具有广谱抗病毒作用。临床上局部用于治疗带状疱疹和扁平苔癣,也用于治疗乙型肝炎及艾滋病。

转 移 因 子

转移因子是从健康人白细胞中提取的一种多核苷酸肽,可把供者的细胞免疫信息转移给受者,获得供者的特异性和非特异性细胞免疫功能。可用于病毒感染性疾病、细胞免疫缺陷病和肿瘤的辅助治疗。不良反应较少,偶见超敏反应。

(刘斌 海波)

第十一章　抗恶性肿瘤药

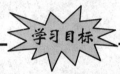

1. 了解肿瘤细胞增殖周期过程与抗恶性肿瘤药的关系。
2. 掌握抗恶性肿瘤药的分类,各类常用抗肿瘤药物的作用特点、不良反应。
3. 能正确进行抗肿瘤药物的用药护理。

 知识链接

单用化学治疗可治愈的恶性肿瘤	
疾　　病	5年无瘤生存率
绒毛膜癌	98%
霍奇金病	74%
睾丸非精原细胞瘤	88%
弥漫大细胞淋巴瘤	64%
淋巴母细胞淋巴瘤	50%

恶性肿瘤是严重危害人类健康的常见病、多发病。除采用手术治疗、放射治疗外,对早期患者药物化学治疗是临床综合治疗的重要组成部分,可一定程度延长恶性肿瘤患者的生存时间。但由于目前对恶性肿瘤的发病机制尚未完全明了,临床防治效果不甚理想。且多

数抗恶性肿瘤药或称抗癌药对正常细胞和肿瘤细胞的选择性不高,在杀死肿瘤细胞的同时,也明显损害机体正常组织器官,不利于改善患者的生活质量。另外,耐药性也是化学治疗中不可忽视的问题。因此,抗恶性肿瘤药的应用要评估利益/风险,设计合理的治疗方案,最大幅度地增效减毒。随着分子生物学、细胞动力学、免疫学等理论的发展,对恶性肿瘤有化学预防、分化诱导、生物反应调节以及抗侵袭、抗转移等作用的药物也开始应用于临床。化学预防已成为人们战胜肿瘤的希望,化学预防是指用化学药物预防肿瘤的发生,逆转肿瘤的分化,从而降低肿瘤的发生率。

第一节 概 述

抗恶性肿瘤药可根据细胞增殖周期、作用机制、来源和化学性质等不同进行分类。

一、抗恶性肿瘤药分类

(一) 根据细胞增殖周期分类

细胞增殖周期是指一个完整的细胞分裂过程(从上一次细胞分裂结束到下一次细胞分裂结束的时间)。

根据肿瘤细胞生长、繁殖特点,可将肿瘤细胞分为3类:增殖期细胞、静止期细胞和无增殖能力细胞。增殖期细胞能以倍增的方式生长,代谢活跃。它是肿瘤体积增大的原因,对抗肿瘤药敏感。静止期细胞有增殖能力但暂不增殖,对抗肿瘤药不敏感,当条件合适,静止期细胞可进入增殖期。它是肿瘤复发的根源。无增殖能力细胞及死亡的肿瘤细胞在化疗中无意义。

根据增殖周期中的细胞代谢状态,可将增殖周期分为4个阶段:DNA合成前期(G_1期)、DNA合成期(S期)、DNA合成后期(G_2期)、有丝分裂期(M期)。根据对细胞周期不同阶段的选择性作用,抗恶性肿瘤治疗药物可分为:① 细胞周期非特异性药:对增殖周期各阶段细胞均有抑制或杀灭作用;② 细胞周期特异性药仅对增殖周期中某一阶段有抑制或杀灭作用,如抗代谢药甲氨蝶呤、氟尿嘧啶、巯嘌呤主要作用于S期,植物生物碱长春碱类、紫杉醇等主要作用于M期(图11-1)。

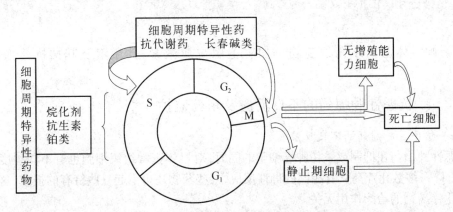

图11-1 细胞增殖周期及抗肿瘤药物分类示意图

（二）根据药物作用机制分类

根据抗恶性肿瘤药的作用机制，可将抗肿瘤药大致分为以下4类（图11-2）。

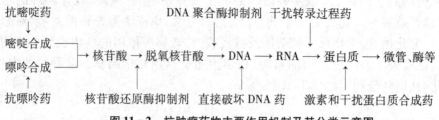

图11-2 抗肿瘤药物主要作用机制及其分类示意图

1. **干扰核酸合成的药物** 本类药物的化学结构与核酸合成代谢所必需的叶酸、嘌呤、嘧啶相似，能干扰肿瘤细胞的核酸代谢而阻碍其分裂，又称为抗代谢药。包括：① 二氢叶酸还原酶抑制剂（叶酸拮抗药），如甲氨蝶呤等；② 抑制嘧啶核苷酸形成的药（抗嘧啶药），如氟尿嘧啶等；③ 抑制嘌呤核苷酸形成的药（抗嘌呤药），如巯嘌呤等；④ 核苷酸还原抑制剂，如羟基脲；⑤ DNA聚合酶抑制剂，如阿糖胞苷等。

2. **干扰蛋白质合成的药物** ① 微管蛋白抑制剂，如长春碱类、紫杉类和依托泊苷；② 干扰核糖体功能的药，如三尖杉酯碱等；③ 影响氨基酸供应的药，如 L-天门冬酰胺酶。

3. **直接破坏DNA结构与功能或干扰转录过程的药物** 如烷化剂、亚硝脲类、丝裂霉素、柔红霉素、铂类，以及多柔比星（阿霉素）、放线菌素等。

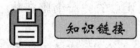

化疗应用地点和方式

化疗可在医院的病房、门诊将化疗药静脉滴注或推注，或直接注入肿瘤生长处的血管。

化疗也可以在手术室将化疗药推入靠近肿瘤的中央静脉或植入的插管中。

化疗还可以在护士或家人的帮助下，在家里口服化疗药。

---

4. **影响机体激素平衡的药物** 如肾上腺皮质激素、性激素及其拮抗药如他莫昔芬等。

 二、抗恶性肿瘤药的不良反应及用药监护

（一）抗恶性肿瘤药的不良反应

抗恶性肿瘤药在抑制或杀伤肿瘤细胞的同时，对机体正常组织细胞也有不同程度的毒性（表11-1）。多数化疗药具有相同的毒性反应，某些药物还可引起一些特有的损害，这些损害一般与化疗药物的治疗作用无关。

第十一章 抗恶性肿瘤药

表 11-1 抗恶性肿瘤药的毒性分类

	共 有 毒 性	特 有 毒 性
近期毒性	骨髓造血抑制、消化道反应、脱发、黏膜炎、泌尿系统损害等	心脏毒性、呼吸系统毒性、肝脏毒性、肾毒性
远期毒性	免疫功能下降、不育、致畸、诱发新的肿瘤	神经毒性、过敏反应、局部刺激

(二)抗恶性肿瘤药物的用药监护

(1)了解患者既往有无心血管疾病、肝病、肾病等病史,询问用药史及过敏史;了解化疗用药方案以及每种化疗药物的特性。

(2)向患者介绍本类药物的疗效、不良反应和用药注意事项,使患者成为用药护理的主动合作者。

(3)静脉注射尽量选择较粗大的血管,避免同一部位血管长期受刺激而导致内膜损伤。避免选用手指、足背、腕、踝关节等皮下组织少的部位。化疗前应用生理盐水 50~100 ml 冲洗用药部位,确保无外渗再用化疗药物,结束后用适量生理盐水冲洗。有条件者选用三通接头间断滴注。

(4)密切观察患者有无贫血、感染、出血等征象,并定期检查血象。当白细胞低于 $2.0 \times 10^9/L$、血小板低于 $100 \times 10^6/L$ 时,应立即报告主管医生,停药,输入红细胞和血小板,使用抗生素和粒细胞刺激因子,以防治感染和出血。

(5)注意保持口腔清洁。口腔溃疡疼痛并引起进食困难时可使用各种漱口溶剂(常含有抗酸药、抗组胺药及局麻药)以减轻不适。合并真菌感染时可用制霉菌素 10 万 U/ml 或 3%苏打水含漱,溃疡疼痛者餐前可用 2%利多卡因喷雾或外涂。皮肤护理以预防和控制感染为主。

(6)指导患者清淡饮食,少量多餐,避免高纤维食物、产气食物或过热、过冷的食物,恶心、呕吐严重时,可禁食、补液、对症使用氯丙嗪、异丙嗪、甲氧氯普胺、地塞米松及 5-HT 受体阻断药(如昂丹司琼、格拉司琼、托烷司琼)等止吐。

(7)向患者说明脱发的可逆性,用止血带捆扎于发际或戴冰帽可一定程度预防脱发。

(8)发现药物渗出造成刺激性损害时应采取如下措施:① 立即停止滴注,并尽可能回抽或经原通路滴注解毒剂如 5%碳酸氢钠、维生素 C 和 1%普鲁卡因等。② 抬高患肢。③ 24 h 内局部冷敷,以防扩散,使用循环冰水的冷垫、冰袋等,每次 15~20 min;24 h 后热敷,每天 4 次,每次 15~20 min,增加吸收。对强刺激药物,如多柔比星(ADM)、丝裂霉素(MMC)、依托泊苷(VP-16)等,可酌情通过非留置针或导管静脉注射 4%硫代硫酸钠 5 ml、氢化可的松 50 mg、地塞米松 5 mg 或氢化可的松软膏外敷,也可用 1%~2%普鲁卡因 2 ml 局部封闭,封闭范围大于渗漏区。疼痛严重者可用氯乙烷表面麻醉。

 三、抗恶性肿瘤药用药原则

抗恶性肿瘤药选择性差,毒性较大,为解决此矛盾,可根据抗肿瘤药的作用机制和细胞增殖周期规律,设计合理的用药方案,以提高疗效,减少不良反应,延缓耐药性的产生。其临床用药原则如下:

(1)从细胞增殖动力学考虑,可较多杀死肿瘤细胞而较少损伤正常细胞。

1)序贯疗法。即周期非特异性药物和周期特异性药物先后使用的序贯应用方法。对增长快的肿瘤,宜先用周期特异性药物,大量杀灭增殖快的肿瘤细胞,再用周期非特异性药物杀伤其他各时期的细胞,待 G_0 期细胞进入细胞周期时再重复上述治疗。而对增长缓慢的实体瘤,可先用细胞周期非特异性药物杀灭增殖期细胞,驱动 G_0 期细胞进入增殖周期,继而用周期特异性药物杀灭之。

2) 同步化疗法。即先用周期特异性药物,将肿瘤细胞阻滞于某时相,停药后,肿瘤细胞即同步进入下一时相,再用作用于后一时相的药物。

(2) 从作用机制考虑,可提高疗效,同时应用作用于不同环节或不同靶点的药物,如联合用甲氨蝶呤和巯嘌呤。

(3) 从药物毒性考虑,可减轻损害。尽量避免毒性的重叠,如大多数抗癌药有抑制骨髓作用,而泼尼松和博莱霉素较少抑制骨髓,与其他药物合用可以提高疗效并减轻骨髓毒性。合用甲酰四氢叶酸钙可减轻甲氨蝶呤的骨髓毒性。

(4) 从药物的抗瘤谱考虑,可增加针对性,如消化道腺癌宜用氟尿嘧啶、环磷酰胺、丝裂霉素等;鳞癌可选用博莱霉素、甲氨蝶呤等;肉瘤宜用环磷酰胺、顺铂、多柔比星等。

(5) 从给药方法考虑,可减少耐药性提高机体抗癌能力。肿瘤细胞对化疗药呈剂量依赖性,多数一般采用大剂量间歇疗法,它比小剂量连续疗法的效果好,因为前者杀灭瘤细胞更多,且间歇用药可诱导 G_0 期细胞进入增殖期,可减少肿瘤复发的机会,还有利于造血系统及免疫功能的恢复,延缓耐药性产生。

第二节 常用抗恶性肿瘤药物

甲 氨 蝶 呤

【用药基础】

甲氨蝶呤(methotrexate,MTX)又名氨甲蝶呤,能竞争抑制二氢叶酸还原酶,阻碍四氢叶酸形成,干扰 S 期的 DNA 合成,也可干扰蛋白质合成,属周期特异性药物。

【护理应用】

甲氨蝶呤主要用于乳腺癌和绒毛膜上皮癌、恶性葡萄胎等,也可作为免疫抑制剂用于器官移植和自身免疫性疾病的治疗。

骨髓抑制和消化道反应明显,用药前后应密切监测骨髓,如出现严重黏膜溃疡、腹泻、血便、白细胞和血小板减少等,应立即停药。大剂量应用时需配合甲酰四氢叶酸钙作为骨髓救援剂。

 知识链接

治疗成功案例

患者,男性,59 岁。因胸闷、气促、咳嗽、胸痛 1 个月入院。胸片检查示双侧胸腔积液,左侧胸腔穿刺抽液见癌细胞,胸部 CT 检查示左肺肿物,考虑肺癌合并胸膜转移。

治疗:予以左胸腔置管引流,右胸腔穿刺抽液,待 B 超显示左胸腔无明显胸腔积液时,予以脂质体 Fu 胸腔内注射 3 次。治疗中患者无胸痛、发热等不适,治疗后自觉胸痛消失,胸闷、气促明显好转。3 个月后复查胸片见双胸腔积液明显减轻。

第十一章 抗恶性肿瘤药

【用药监护】

（一）不良反应

甲氨蝶呤治疗指数低，不良反应较多，骨髓抑制和消化道反应明显，大剂量还可导致肝、肾损害，孕妇用药可导致畸胎。

（二）禁忌证

孕妇禁用。

（三）护理用药注意事项

（1）用药前后应密切监测骨髓，如出现严重黏膜溃疡、腹泻、血便、白细胞和血小板减少等，应报告医生立即停药。

（2）大剂量应用时需配合甲酰四氢叶酸钙作为骨髓救援剂，并每天补液 3 000 ml，并用 $NaHCO_3$ 碱化尿液，鼓励患者大量饮水，每日尿量不少于 2 000 ml。

（3）可给予别嘌呤醇抑制尿酸生成，对摄入量足够而尿量少者，可酌情利尿，以及时排出药物。不可用胃肠道刺激性大的药物如阿司匹林等。

（4）避光保存。其他用药监护参见本章第一节。

 知识链接

病 例 讨 论

某患者，男性，61岁，江苏无锡人。主诉：阵发性干咳3月余，痰中带血2周。3个月前受凉后上呼吸道感染，咳嗽，于当地医院就诊后好转。后有轻度干咳，无发热，继之干咳加重，自服止咳糖浆无明显好转。2周前，出现咳痰症状，白色泡沫样痰中带血丝，色鲜红，后痰血渐多。精神尚可，胃纳一般，两便无殊，睡眠可，无明显消瘦。查体：双肺呼吸音粗。浅表淋巴结未扪及，四肢关节无明显异常。实验室检查：痰脱落细胞连续3次检查均为阴性。胸部CT右肺中叶示约4 cm肿块，边缘不整，肺门、纵隔多个淋巴结肿大，提示右肺中央型肺癌。纤维支气管镜检查见右中叶支气管上有不平肿块。病理活检显示鳞状细胞癌，低分化。癌胚抗原、乳癌抗原阴性。诊断：右肺中央型低分化鳞状细胞肺癌。医嘱：化疗，MVP方案2次。丝裂霉素（MMC）10 mg d1,d8（第1、第8天给药）；长春地辛（VDS）6 mg d1；顺铂（DDP）40 mg d1,d2,d3。并配合其他治疗。

分析本化疗方案中各药的作用，并说明在治疗过程中应如何监护并处理药物的不良反应。

氟尿嘧啶

又名5-氟尿嘧啶，是常用的周期特异性药物。主要用于消化道癌及乳腺癌，也可用于卵巢癌、绒毛膜上皮癌、头颈部癌、肺癌、膀胱癌、宫颈癌、皮肤癌的治疗。通常与甲酰四氢叶酸钙配伍。

不良反应及用药监护同甲氨蝶呤，偶见共济失调等小脑毒性。

巯 嘌 呤

对 S 期作用最显著,对 G_1 期有延缓作用。主要用于急性淋巴细胞性白血病,口服,每日 1.5~2.5 mg/kg,分 2~3 次服,病情缓解后用原量的 1/3~1/2 维持。大剂量也用于绒毛膜上皮癌和恶性葡萄胎,口服,每日 6.0~6.5 mg/kg,10 d 一个疗程。对恶性淋巴瘤和多发性骨髓瘤也有一定疗效。

不良反应同甲氨蝶呤,也见黄疸和肝功能损害。

阿 糖 胞 苷

主要用于急性粒细胞性或单核细胞性白血病。静脉注射或静脉滴注,1 次 1~2 mg/kg,每日 1 次,一个疗程 10~14 d;鞘内注射,1 次 25 mg,每周 2~3 次,连用 3 次,6 周后重复。

不良反应同巯嘌呤,静脉注射有明显刺激性。

羟 基 脲

主要用于慢性粒细胞白血病和治疗黑色素瘤。不良反应除骨髓毒性外,大剂量对肝、肾有明显损害,可致畸形。

环 磷 酰 胺

【用药基础】

为氮芥的衍生物,经肝药酶活化生成磷酰胺氮芥,与 DNA 发生烷化作用,从而抑制肿瘤细胞的生长繁殖。

【护理应用】

环磷酰胺抗瘤谱广,主要用于恶性淋巴瘤、急性淋巴细胞白血病、神经母细胞瘤、多发性骨髓瘤、肺癌、乳腺癌、卵巢癌等。静脉注射,每日 4 mg/kg,每日或隔日 1 次,用 0.9% 氯化钠注射液溶解后静注,一个疗程 8~10 g。大剂量冲击疗法 1 次 0.6~0.8 g,每周 1 次,8 g 一个疗程。口服维持,每日 2~4 mg/kg,分 2~3 次服用,一个疗程总量 10~15 g。

亦可用作免疫抑制剂以缓解某些自身免疫性疾病及器官移植的排异反应。

【用药监护】

(1) 环磷酰胺主要不良反应有骨髓抑制、胃肠道反应、脱发,代谢产物丙烯醛有泌尿道毒性,可致出血性膀胱炎,应鼓励患者多饮水。

(2) 有明显的致畸作用,孕妇禁用。

(3) 其他用药监护参见本章第一节。

白 消 安

主要用于慢性粒细胞白血病,口服,每日 2~8 mg,分 3 次空腹服,维持量每日 0.5~2 mg,每日 1 次。对急性粒细胞白血病无效。不良反应主要有骨髓抑制,一旦出现要立即停药。长期应用可引起肺纤维化、闭经及睾丸萎缩等。

塞替派

作用与氮芥类似,选择性高,抗瘤谱广,多用于乳腺癌、卵巢癌、肝癌、膀胱癌等实体瘤的治疗。肌内注射或静脉注射,1 次 10 mg,每日 1 次,5 d 后改为每周 3 次,总量约 200~400 mg。体腔内注射,每次 20~40 mg,每周 1~2 次,一个疗程 3~4 周。

不良反应较轻,局部刺激性小,可见一定程度的骨髓抑制。

卡莫司汀

主要用于原发性及转移性脑肿瘤,对黑色素瘤、恶性淋巴瘤、胃肠道肿瘤和骨髓瘤等有效。大剂量长期应用可致迟发性骨髓抑制和肝、肾功能损伤。

顺铂和卡铂

顺铂抗癌谱广,用于多种肿瘤的治疗,对非精原细胞性睾丸瘤疗效佳。静脉注射或静脉滴注,1 次 20~30 mg,每日或隔日 1 次,5 d 为一个疗程,可用 4~5 个疗程,疗程间隔 2~4 周。

大剂量连续应用对肾、周围神经、听力、骨髓、消化系统及胰腺有明显毒性。配置时需充分水化。静滴时需避光。

卡铂是第二代铂类抗肿瘤药物,1 次 $0.1~0.4\ g/m^2$,每日 1 次,用 5% 葡萄糖溶液稀释后静脉滴注,连用 5 d 为一个疗程,4 周后重复给药。疗效较顺铂好,肾毒性、神经毒性较顺铂低,但骨髓抑制作用相当或略高。

丝裂霉素

抗癌谱广,对多种实体瘤有效,特别对消化道肿瘤常用。口服,每日 2~6 mg,一个疗程总量 100~150 mg。静脉注射,1 次 2 mg,每日 1 次;或一次 10 mg,每周 1 次,总量 60 mg 为一个疗程。

局部刺激大,给药时不可漏于血管外。有明显的骨髓抑制,可引起间质性肺炎,也有心、肺、肾损伤。

博莱霉素

主要用于各种鳞状上皮细胞癌,肌内注射或静脉注射,1 次 15~30 mg,每日或隔日一次,总量 450 mg 为一个疗程。也用于淋巴瘤的综合治疗。

骨髓抑制相对轻微,但常见过敏性休克样反应,严重者可致间质性肺炎和肺纤维化。

多柔比星

属细胞周期非特异性药物,S 期细胞对它更为敏感。抗瘤谱广,主要用于对常用抗恶性肿瘤药耐药的急性淋巴细胞白血病或粒细胞白血病、恶性淋巴瘤、乳腺癌、卵巢癌、小细胞肺癌、胃癌、肝癌及膀胱癌等。

心脏毒性是其特有的毒性反应,可引起心肌退行性病变和心肌间质水肿。也有骨髓抑制、消化道反应、脱发等不良反应。

柔红霉素

主要用于治疗急性淋巴细胞性白血病和急性粒细胞性白血病。静脉注射或静脉滴注,开始每天 0.2 mg/kg,渐增至每日 0.4 mg/kg,每日或隔日 1 次,3~5 次为一个疗程,间隔 5~7 日再给下一个疗程,最大总量 600 mg/m²。

不良反应类似多柔比星。溶液须避光保存。

放线菌素 D

其抗瘤谱较窄,主要用于恶性葡萄胎、绒毛膜上皮癌、霍奇金病、恶性淋巴瘤、肾母细胞瘤、骨骼肌肉瘤及神经母细胞瘤。静脉注射或静脉滴注,1 次 0.2~0.4 mg,每日或隔日 1 次,4~6 mg 为一个疗程。

不良反应主要是消化道反应,骨髓毒性明显。

喜树碱

主要作用于 S 期,也影响 G_1 期、G_2 期,是细胞周期非特异性抗肿瘤药。用于胃癌、绒毛膜上皮癌、恶性葡萄胎、急性及慢性粒细胞白血病等,对膀胱癌、大肠癌及肝癌等也有一定疗效。

喜树碱毒性大,泌尿道刺激症状明显,其衍生物则毒性反应较轻。

长春碱类

【用药基础】

长春碱及长春新碱为夹竹桃科长春花植物所含的生物碱。长春碱的衍生物还有长春地辛、长春瑞宾等。

本类药物能抑制微管聚合和纺锤丝的形成,致使 M 期细胞的有丝分裂停止于中期,是细胞周期特异性抗肿瘤药。长春碱(VLB)的作用较长春新碱(VCR)强。

【护理应用】

长春碱主要用于治疗恶性淋巴瘤及绒毛膜上皮癌。长春新碱对儿童急性淋巴细胞白血病疗效好、起效快。长春碱静脉注射,每日 0.2 mg/kg,每周 1 次,总量 60~80 mg 为一个疗程。长春新碱静脉注射,每日 0.02 mg/kg,每周 1 次,总量 20~30 mg 为一个疗程。

【用药监护】

本类药物局部刺激性强,长春碱的骨髓毒性比长春新碱明显,但长春新碱外周神经系统毒性较大。其他用药监护参见本章第一节。

紫杉醇

对卵巢癌和乳腺癌有独特的疗效,对肺癌、食管癌、黑色素瘤、头颈部癌、淋巴瘤、脑瘤等也都有一定的疗效,对耐药细胞也有效。静脉滴注,1 次 150~750 mg/m²,3 h 滴完,3~4 周 1 次。

同类药还有紫杉特尔。除共有毒性外,该药的过敏反应、神经毒性和心脏毒性较为严重。

第十一章 抗恶性肿瘤药

依托泊苷

依托泊苷是细胞周期非特异性抗肿瘤药。用于肺癌、睾丸肿瘤等。对恶性淋巴瘤也有效。口服或静脉注射,1 次 60~100 mg/m^2,每日 1 次,5 日为一个疗程。常与其他抗肿瘤药联合应用。

三尖杉生物碱类

三尖杉酯碱和高三尖杉酯碱属于细胞周期非特异性药,对 S 期作用明显。主要用于急性粒细胞性白血病,也用于急性单核细胞性白血病及慢性粒细胞性白血病等。三尖杉脂碱静脉滴注,1 日 0.1~0.2 mg/kg,7 d 为一疗程,隔 2 周重复用药。

除共有毒性外,偶见心脏毒性等。

L-门冬酰胺酶

主要用于急性淋巴细胞白血病。肌内注射或静脉注射,1 次 20~200 U/kg,用 0.9% 氯化钠注射液稀释后注射,每日或隔日 1 次,10~20 次为一个疗程。

常见的不良反应有消化道反应,偶见过敏反应,应做皮试。

糖皮质激素类

泼尼松和泼尼松龙等常用于治疗恶性肿瘤。它们能抑制淋巴组织,溶解淋巴细胞。主要用于急性淋巴细胞性白血病和恶性淋巴瘤,疗效较好,缓解快,但不持久,易耐药。也用于慢性淋巴细胞性白血病,对其他恶性肿瘤无效。少量短期应用可缓解恶性肿瘤引起的发热不退及毒血症症状。但因其有免疫抑制作用,易引起感染和肿瘤扩散,应合用有效的抗菌药和抗肿瘤药。

雌激素类

雌激素类常用药有己烯雌酚,可抑制下丘脑和垂体,降低促间质细胞激素的分泌,使睾丸间质细胞和肾上腺皮质的雄激素分泌减少,也可直接对抗雄激素作用。主要用于前列腺癌,也用于绝经期乳腺癌。

雄激素类

雄激类素常用药有丙酸睾酮、甲睾酮、氟羟甲酮等,可抑制垂体促卵泡素的分泌,减少雌激素的分泌,同时对抗雌激素。主要用于晚期乳腺癌,尤其是有骨转移者。雄激素的蛋白同化作用有利于晚期患者一般症状的改善。

他莫昔芬

他莫昔芬为人工合成的雌激素受体部分激动剂,抗雌激素同时具有雌激素样作用,能抑制雌激素依赖性肿瘤细胞的生长。主要用于晚期乳腺癌,对雌激素受体阳性及绝经后患者疗效好。

(邹浩军)

第十二章　传出神经系统概论

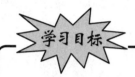

1. 了解传出神经的分类。
2. 理解传出神经系统的递质、受体的类型、分布及其生理效应。
3. 了解传出神经系统药物的作用方式及分类。

　　神经系统分中枢神经系统和外周神经系统,外周神经系统分传入神经和传出神经。传出神经是指将中枢神经的冲动传至效应器以支配效应器功能活动的一类神经。传出神经包括自主神经(植物性神经)和运动神经。自主神经(植物性神经)主要支配心脏、平滑肌、腺体等效应器,参与心血管活动、胃肠活动、腺体分泌、视力调节等多种生理功能的调控。包括交感神经和副交感神经,它们从中枢发出后,经神经节更换神经元,然后到达所支配的效应器,故有节前、节后纤维之分(肾上腺髓质直接受交感神经节纤维支配)。交感神经节前纤维短,节后纤维长,副交感神经相反。运动神经支配骨骼肌的运动,其从中枢发出后,直接到达骨骼肌(图12-1)。

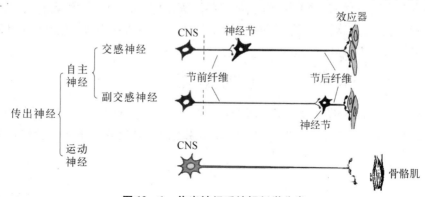

图 12-1　传出神经系统解剖学分类

第十二章 传出神经系统概论

知识链接

突触的概念

突触是神经末梢与次一级神经元或与效应器细胞的连接处。传出神经末梢与次一级神经元或与效应器细胞之间并不直接相连,而有一个 15~1 000 nm 的间隙,称为突触间隙;神经末梢靠近间隙的细胞膜称为突触前膜;效应器或次一级神经元靠近间隙的细胞膜称为突触后膜。前、后膜上有与递质相结合的受体。突触由突触前膜、突触间隙、突触后膜3部分组成。

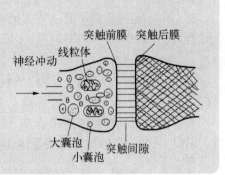

第一节 传出神经的递质和分类

在传出神经系统中,神经冲动在神经末梢与次一级神经元或效应器之间的传递是通过传递信息的化学物质——递质完成的,而传出神经系统完成传递信息的重要结构是突触。当神经冲动到达神经末梢时,突触前膜可释放递质,递质能穿过突触间隙,作用于次一级神经元或效应器细胞膜上相应的受体,产生生理效应,完成神经间信息传递的过程。而作用于传出神经系统的药物是指通过影响传出神经的化学传递过程,以改变效应器功能活动的药物。

当神经冲动到达末梢时,传出神经末梢释放的最主要的递质是乙酰胆碱(acetylcholine, ACh)和去甲肾上腺素(noradrenaline, NA),根据神经末梢释放递质的不同,传出神经主要可分为胆碱能神经和去甲肾上腺素能神经两大类(图12-2)。

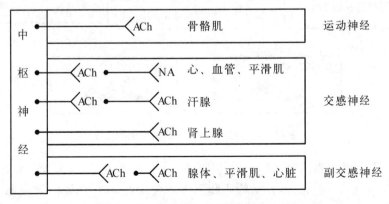

图 12-2 传出神经系统按递质的分类

 一、胆碱能神经

兴奋时末梢释放乙酰胆碱的神经,包括:① 全部交感神经和副交感神经的节前纤维;

② 全部副交感神经的节后纤维；③ 极少数交感神经的节后纤维（支配汗腺和骨骼肌血管）；④ 运动神经。

二、去甲肾上腺素能神经

兴奋时末梢释放去甲肾上腺素的神经，包括绝大多数交感神经的节后纤维。

此外，在某些效应器中尚存在多巴胺能神经等。多巴胺能神经主要分布在肾及肠系膜。

第二节 传出神经的受体和效应

根据递质选择性与受体结合的不同，传出神经系统的受体分胆碱受体和肾上腺素受体。能与 ACh 结合的受体称为胆碱受体，能与 NA 结合的受体称为肾上腺素受体。

一、胆碱受体及效应

胆碱受体根据对药物反应性的不同又可分为毒蕈碱型及烟碱型受体。胆碱受体及效应如图 12-3 所示。

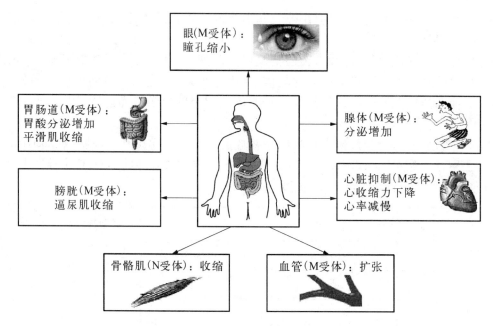

图 12-3 副交感神经兴奋时产生的效应

1. **毒蕈碱型胆碱受体（M 受体）** 是指能选择性与毒蕈碱结合的受体，主要分布在心脏、血管、胃肠道及支气管平滑肌、瞳孔括约肌和腺体。当其兴奋时，产生的效应称 M 样作用，表现为心脏抑制、血管扩张、支气管及胃肠道平滑肌收缩、瞳孔缩小、腺体分泌增加等。

2. **烟碱型受体（N 受体）** 是指能选择性地与烟碱结合的受体，分为 N_1 及 N_2 受体。N_1 受体主要分布在神经节及肾上腺髓质，当其兴奋时，可引起神经节兴奋及肾上腺髓质分泌。N_2 受体主要分布在骨骼肌，当其兴奋时，表现为骨骼肌收缩。

第十二章 传出神经系统概论

知识链接

烟碱的危害

烟碱(尼古丁)是由烟草中提取的生物碱。吸烟明显损害心血管、呼吸道和消化道，严重危害人们健康。吸烟者肺癌发病率高，死于肺癌的吸烟者为不吸烟者的11倍。每日吸烟超过25支者比不吸烟者肺癌发病率高50倍。烟碱属去极化型神经节激动药，其毒性很大，其急性致死量成人约60 mg，而1支烟约含半个致死量的烟碱(20~30 mg)。

小剂量烟碱兴奋N-烟碱受体和中枢神经系统，出现骨骼肌收缩加强和呼吸兴奋等现象。大剂量烟碱兴奋N_1、N_2受体，中枢呈双相作用即短暂兴奋后转入抑制，同时出现血压下降，呼吸困难，导致呼吸麻痹而死亡。具有很强的毒性。

学习与操作

活动 烟碱的毒性作用

【目的】
观察香烟烟雾过滤液对小白鼠的毒性反应。

【动物】
小鼠2只。

【药品】
香烟2支，生理盐水。

【器材】
天平、吸烟器、洗耳球、注射器。

【方法及步骤】
(1) 烟液制备。在吸烟器中加3 ml 生理盐水，将香烟插入吸烟器开口中，点燃香烟，用洗耳球缓慢吸取，使烟雾通过生理盐水(3 ml 生理盐水中吸2支烟)。

(2) 取2只小鼠，分别称重，甲鼠腹腔注射烟液0.3 ml/10 g，乙鼠腹腔注射生理盐水0.3 ml/10 g。

(3) 观察甲、乙两鼠有何反应。

【注意事项】
用洗耳球吸烟时，先将洗耳球捏扁，再插入吸烟器开口中，缓慢吸取烟雾，以免液体倒流，浸湿香烟。

【思考题】
请阐明烟碱中毒表现及中毒原理。

教师_____ 日期_____

二、肾上腺素受体及效应

肾上腺素受体可分为 α 和 β 肾上腺素受体。肾上腺素受体及其效应如图 12-4 所示。

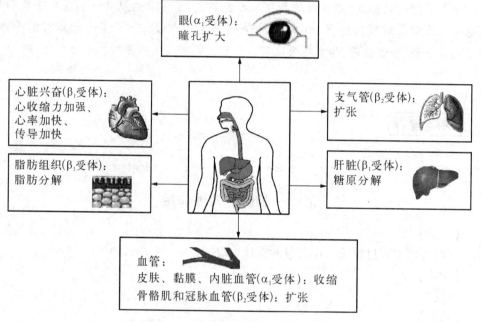

图 12-4 交感神经兴奋时产生的效应

1. **α 肾上腺素受体（α 受体）** 分为 α_1 和 α_2 受体。α_1 受体主要分布在皮肤、黏膜、内脏血管及瞳孔开大肌,当其兴奋时血管收缩,瞳孔扩大。α_2 受体主要分布在突触前膜上,激动时抑制 NA 的释放。

2. **β 肾上腺素受体（β 受体）** 可分为 β_1 和 β_2 受体。β_1 受体主要分布在心脏,当其激动时心脏兴奋性增加,表现为心肌收缩力加强,传导加快,心率加快,心输出量增加。β_2 受体主要分布在支气管平滑肌、骨骼肌血管、冠状动脉和肝脏等。β_2 受体激动时支气管平滑肌舒张,冠状血管、骨骼肌血管均表现为扩张,糖原分解等。

机体多数器官受交感神经和副交感神经的双重支配,在同一器官上,两种神经产生的效应大多是相互对抗的,但是在中枢神经系统的调节下,它们的功能既对立又统一。当两类神经同时兴奋时,显现占优势的神经效应,如心血管系统,当交感和副交感神经同时兴奋时,一般以交感神经占优势;对于胃肠道、眼、腺体等,一般以副交感神经占优势（表 12-1）。

表12-1 传出神经系统受体分布及主要生物效应

受体类型		分 布	受体激动后效应
胆碱受体	M受体	胃壁细胞	胃酸分泌增加
		心肌	抑制(心率减慢、传导减慢、收缩力减弱)
		支气管、胃肠道平滑肌	收缩
		眼瞳孔括约肌	收缩,瞳孔缩小
		腺体	分泌增加
	N_1受体	神经节、肾上腺髓质	神经节兴奋、肾上腺髓质分泌
	N_2受体	骨骼肌运动终板	骨骼肌收缩
肾上腺素受体	α_1受体	血管(皮肤、黏膜、内脏)平滑肌	血管收缩
		瞳孔开大肌	扩瞳
	α_2受体	突触前膜	去甲肾上腺素释放减少(负反馈)
	β_1受体	心脏	兴奋(心率加快、传导加速、收缩力加强)
	β_2受体	支气管、胃肠道平滑肌	支气管扩张、胃肠道松弛
		血管(冠脉、骨骼肌血管)	血管扩张
		肝脏	肝糖原分解增加
		突触前膜	促进去甲肾上腺素的释放(正反馈)

第三节 传出神经系统药物的作用方式及分类

传出神经系统药物主要是通过不同的作用方式,影响传出神经系统的功能,或是拟似作用,或是拮抗作用。

 一、传出神经系统药物的作用方式

1. 直接作用于受体 药物直接与胆碱受体或肾上腺素受体结合。产生的效应与神经末梢释放递质的效应相似,称为激动药,如胆碱受体激动药、肾上腺素受体激动药。药物与受体结合后无内在活性,并妨碍递质与受体结合,从而产生与递质相反的作用,称为阻断药或拮抗药,如胆碱受体拮抗药、肾上腺素受体拮抗药。

2. 间接作用 影响递质的合成、贮存、代谢。如胆碱酯酶抑制剂通过抑制胆碱酯酶的活性,防止乙酰胆碱水解,从而提高突触间隙乙酰胆碱的浓度,产生拟胆碱作用。

 二、传出神经系统药物的分类

根据药物作用性质及作用受体的不同,常用传出神经系统药物分类,如表12-2。

表12-2 传出神经系统药物分类

胆 碱 能 神 经	
拟胆碱药	抗胆碱药
1. 胆碱受体激动药	1. 胆碱受体阻断药
(1) M、N受体激动药:卡巴胆碱	(1) M受体阻断药:阿托品
(2) M受体激动药:毛果芸香碱	(2) N_1受体阻断药:美加明
(3) N受体激动药:烟碱	(3) N_2受体阻断药:筒箭毒碱
2. 抗AChE药:新斯的明	2. AChE复活药:解磷定

续表

去甲肾上腺素能神经	
拟肾上腺素药 1. α受体激动药 　（1）$\alpha_1\alpha_2$受体激动药：去甲肾上腺素 　（2）α_1受体激动药：去氧肾上腺素 　（3）α_2受体激动药：可乐定 2. α、β受体激动药：肾上腺素 3. β受体激动药 　（1）β_1、β_2受体激动药：异丙肾上腺素 　（2）β_1受体激动药：多巴酚丁胺 　（3）β_2受体激动药：沙丁胺醇	抗肾上腺素药 1. α受体阻断药 　（1）$\alpha_1\alpha_2$受体阻断药：酚妥拉明 　（2）α_1受体阻断药：哌唑嗪 　（3）α_2受体阻断药：育亨宾 2. α、β受体阻断药：拉贝洛尔 3. β受体阻断药 　（1）β_1、β_2受体阻断药：普萘洛尔 　（2）β_1受体阻断药：阿替洛尔

（张国红）

第十三章　拟胆碱药

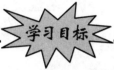

1. 熟悉毛果芸香碱的用药基础、护理应用和用药监护。
2. 熟悉新斯的明的用药基础、护理应用和用药监护。
3. 了解有机磷酸酯类中毒的机制。
4. 解释有机磷酸酯类中毒表现。
5. 掌握有机磷酸酯类中毒的解救方法。

拟胆碱药是一类能与胆碱受体结合，并激动该受体、与胆碱能神经递质乙酰胆碱作用相似的药物。按其作用机制不同可分为胆碱受体激动药和抗胆碱酯酶药两大类。

第一节　胆碱受体激动药

毛果芸香碱

 知识链接

房水循环途径

房水由睫状体上皮细胞分泌及血管渗出而产生，经虹膜流入前房，再经前房角间隙流入巩膜静脉窦进入血液循环。当房水回流障碍时眼内压升高。

【用药基础】

直接激动 M 受体,产生 M 样作用,对眼和腺体的作用最明显。

1. 对眼的作用　滴眼后可产生缩瞳、降低眼内压和调节痉挛 3 种作用。

(1) 缩瞳:激动虹膜括约肌上的 M 受体,使虹膜括约肌收缩、瞳孔缩小。

(2) 降低眼内压:毛果芸香碱可通过缩瞳作用,使虹膜向中心拉紧而使虹膜根部变薄,前房角间隙扩大而易于房水通过巩膜静脉窦进入循环,从而降低眼压。

(3) 调节痉挛:调节是指使晶状体聚焦适合于近视物的过程。毛果芸香碱激动睫状肌上的 M 受体,使悬韧带松弛,晶状体变凸,屈光度增加,从而使远距离的物体成像于视网膜前,故视远物模糊不清,导致近视状态,此现象称为调节痉挛(图 13-1)。

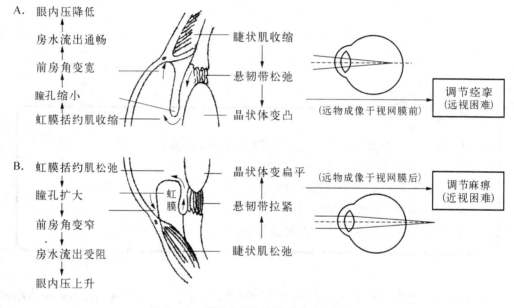

图 13-1　拟胆碱药和抗胆碱药对眼的作用
A:拟胆碱药的作用;B:抗胆碱药的作用

2. 增加腺体分泌　以汗腺和唾液腺分泌增加明显。

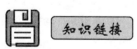

青光眼的分类及特点
1. 闭角型青光眼　前房角狭窄
2. 开角型青光眼　小梁网变性、硬化

【护理应用】

1. 治疗青光眼　青光眼患者由于眼压过高,可引起头痛及视力减退,严重时可致失明。

用本药后可降低眼压而使症状减轻或消失。对闭角型青光眼疗效较好。硝酸毛果芸香碱滴眼液常用浓度为1%~2%,1次1~2滴,每日3~5次,或按需要决定,晚上或需要时涂眼膏。

2. 其他　与扩瞳药交替使用于虹膜炎,防止虹膜与晶状体粘连;以及用于M受体阻断药中毒的解救。

【用药监护】

(一) 不良反应

吸收过量可出现多汗、流涎、恶心、呕吐、腹泻、眼痛、视力模糊、头痛等M受体过度兴奋症状。可用阿托品对症处理。

(二) 护理用药注意事项

(1) 事先告诉患者用药后可有视远物不清的现象,防止不必要的惊慌。

(2) 教会患者正确滴眼药法,滴眼时以示指按住内眦,将下眼睑拉成杯状,再滴眼药入眼,以免药液经鼻泪管流入鼻腔吸收中毒。

(3) 要用低浓度溶液滴眼,高浓度药物可造成患者症状加重,故不宜使用。

(4) 严密观察眼压、脉搏、心率和视力等指标。

第二节　抗胆碱酯酶药

新斯的明

【用药基础】

(一) 体内过程

本品是人工合成品,其脂溶性低,口服吸收少而不规则,故口服用量比注射用量大10倍以上,不易透过血-脑屏障与角膜,对中枢及眼的作用弱。

(二) 作用

1. M样作用

(1) 兴奋平滑肌:可明显兴奋胃肠道及膀胱平滑肌;对支气管平滑肌作用较弱。

(2) 减慢心率:作用较弱。

(3) 其他:对腺体、眼的作用较弱。

2. N样作用　对骨骼肌有强大兴奋作用,通过3个环节发挥作用:① 抑制胆碱酯酶;② 直接兴奋骨骼肌运动终板上的N_2受体;③ 促进运动神经末梢释放乙酰胆碱(图13-2)。

【护理应用】

1. 重症肌无力　用本药后有明显疗效。

2. 腹气胀和尿潴留　本药通过兴奋胃肠道平滑肌和膀胱逼尿肌,促进术后排气排尿。

3. 阵发性室上性心动过速　通过拟胆碱作用使心率减慢。

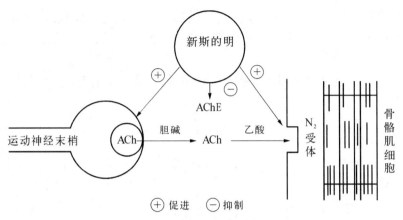

图 13-2 新斯的明兴奋骨骼肌的作用环节

 知识链接

重症肌无力是一种自身免疫性疾病,主要特征是骨骼肌出现进行性无力,表现为眼睑下垂、肢体无力、咀嚼和吞咽困难,严重者发生呼吸困难。

【用药监护】

(一)不良反应

治疗量时不良反应较少,过量时导致体内 ACh 累积过多,可产生恶心、呕吐、腹痛、腹泻、心动过缓、肌肉震颤或肌麻痹等。甚至可引起胆碱能危象。

(二)禁忌证

机械性肠梗阻、尿路梗阻和支气管哮喘患者禁用。

(三)护理用药注意事项

(1)在用药过程中应注意观察,鉴别用药不足和用药过量所致的肌无力。

(2)用药后若肌无力不仅不缓解,反而加重,要警惕出现胆碱能危象。应及时通知医生并立即停药,其中 M 样作用可用阿托品对抗。

其他易逆性抗胆碱酯酶药

其他易逆性胆碱酯酶抑制药如表 13-1 所示。

表 13-1 易逆性胆碱酯酶抑制药

药物	药理作用	临床应用	不良反应及注意事项
毒扁豆碱（依色林）	(1)胆碱酯酶抑制效果：缩瞳作用、促进胃肠运动、膀胱逼尿肌收缩、促分泌、骨骼肌收缩 (2)中枢作用：小量兴奋、大量抑制，中毒可致呼吸麻痹	(1)局部用于青光眼（缩瞳、降眼压） (2)阿托品中毒解救	恶心、呕吐、腹痛、腹泻睫状肌收缩作用强常致头痛、眼痛、视物模糊

续表

药物	药理作用	临床应用	不良反应及注意事项
溴吡斯的明	(1) 胆碱酯酶抑制效果同毒扁豆碱 (2) 直接兴奋骨骼肌 N_2 受体 (3) 不透过血脑屏障	(1) 重症肌无力 (2) 术后腹气胀和尿潴留	不良反应较少 禁忌证同新斯的明

有机磷酸酯类

有机磷酸酯类主要作为农业杀虫剂。常用的杀虫剂有敌百虫、敌敌畏、乐果、甲拌磷、对硫磷、内吸磷等,使用过程中若管理和防护不当,易引起机体中毒。

【用药基础】

(一) 中毒机制

有机磷酸酯类可经消化道、皮肤或呼吸道等途径吸收引起中毒。有机磷酸酯类进入体内与胆碱酯酶结合,形成难以水解的磷酰化胆碱酯酶,使胆碱酯酶活性被抑制,导致 ACh 在体内蓄积而引起一系列中毒症状。

(二) 中毒症状

轻度中毒以 M 样症状为主;重度中毒可同时有 M 和 N 样症状;除此以外,重度中毒还出现中枢神经系统症状(表 13-2)。

表 13-2 有机磷酸酯类急性中毒的表现

作用	中毒症状
M 样作用——兴奋虹膜括约肌和睫状肌	瞳孔缩小、视力模糊、眼痛
腺体分泌增强	流涎、口吐白沫、多汗、呼吸道腺体分泌增加
兴奋平滑肌	
呼吸道	呼吸困难,严重者肺水肿
胃肠道	恶心呕吐、腹痛腹泻、大便失禁
膀胱	小便失禁
心脏抑制	心动过缓
血管扩张	血压下降
N 样作用——兴奋 N_1 受体	心动过速、血压升高
兴奋 N_2 受体	肌肉震颤、抽搐,严重者肌无力,甚至麻痹
中枢神经系统——先兴奋后抑制	不安、失眠、震颤、谵妄、昏迷、循环衰竭、呼吸抑制甚至麻痹而死亡

【用药监护】

(1) 立即清除毒物,防止继续吸收。发现中毒时,将患者迅速移出现场,去除污染的衣物。对皮肤吸收中毒者,应用温水和肥皂水清洗皮肤。经消化道中毒者,可用 2% 碳酸氢钠溶液或 1% 食盐水或 0.02% 高锰酸钾溶液洗胃,直至洗出液中不含农药味,然后再用硫酸镁或硫酸钠导泻。注意敌百虫中毒时禁用碱性溶液洗胃,因其遇碱性溶液可转化为毒性更强的敌敌畏。

(2) 及早应用解毒药。

1) 阿托品:为 M 受体阻断药,能迅速解除 M 样症状和部分中枢症状。阿托品应用的原则为早期、足量、反复给药直至"阿托品化",然后改用维持量。"阿托品化"的指征为:瞳孔较前扩大、皮肤变干、颜面潮红、肺部湿啰音显著减少或消失、四肢转暖、意识好转等。但阿托品对 N_2 受体无阻断作用,也不能使被抑制的胆碱酯酶复活,故对中度与重度中毒患者,必须与胆碱酯酶复活药合用。

知识链接

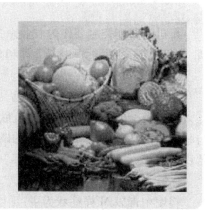

食用残留有机磷农药的蔬菜引起的中毒,主要以消化系统症状较为明显,但中毒的轻重主要取决于摄入和吸收残留药量的多少。摄入残留有机磷农药数量较少或人体吸收较慢时,一般在食后数小时至数十小时才出现轻度中毒症状;摄入较多,特别是空腹饮入较多的菜汤,农药吸收很快,在食后数十分钟就会出现中度或重度的中毒症状。

2)胆碱酯酶复活药:是一类能使已被有机磷酸酯类抑制的胆碱酯酶恢复活性的药物。常用的有碘解磷定和氯解磷定。

碘 解 磷 定

【用药基础】

迅速地复活胆碱酯酶作用,其进入中毒患者体内后,与磷酰化胆碱酯酶的磷酰基结合,生成磷酰化碘解磷定而使胆碱酯酶游离复活。本药还能与体内游离的有机磷酸酯类直接结合,形成无毒的磷酰化碘解磷定经肾排出。

【护理应用】

用于中度和重度有机磷中毒的解救。其疗效因有机磷酸酯类而异。对内吸磷、马拉硫磷和对硫磷中毒的疗效好;对敌百虫、敌敌畏中毒的疗效稍差;对乐果中毒无效,故抢救乐果中毒应以阿托品为主。

【用药监护】

(1)治疗量不良反应较少,但静注过速,可引起乏力、视力模糊、眩晕、恶心、呕吐、头痛等症状。剂量过大,本身也可抑制胆碱酯酶,引起神经肌肉接头阻滞,甚至导致呼吸抑制。本药含碘,有刺激性,对碘过敏者禁用。

(2)对"老化"的磷酰化胆碱酯酶无复活作用,应早期用药。此外,由于碘解磷定对中毒时体内积聚的乙酰胆碱无直接作用,故应与 M 受体阻断药阿托品合用,以便增强疗效,及时控制症状。

(3)其他措施:根据患者情况,配合能改善循环或维持呼吸等适当措施,缓解症状,促进康复。

第十三章 拟胆碱药

氯 解 磷 定

　　氯解磷定的作用与用途与碘解磷定相似,由于易溶于水,刺激性小,可肌内注射,不良反应小。临床为常用药。

(胡爱忠)

第十四章 抗胆碱药

学习目标

1. 掌握阿托品的用药基础、用途、不良反应、禁忌证与护理用药注意事项。
2. 熟悉东莨菪碱、山莨菪碱的用药基础与临床应用。
3. 了解阿托品的合成代用品。

按其选择性不同,可分为 M 受体阻断药和 N 受体阻断药。

第一节 M 受体阻断药

阿托品类生物碱包括阿托品(atropine)、东莨菪碱、山莨菪碱等,均为茄科植物(图 14 – 1)中提取的生物碱。

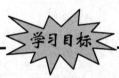

阿 托 品

【用药基础】

(一) 体内过程

口服吸收迅速,1 h 血药浓度达高峰,对眼的作用持续 72 h,对其他器官的作用维持 3～4 h。吸收后广泛分布于全身组织,可以通过血-脑屏障和胎盘屏障进入中枢或胎儿循环。大部分经尿液排出,其中 60% 以原形经尿排出。

(二) 作用

阿托品可竞争性地拮抗乙酰胆碱或胆碱受体激动药对 M

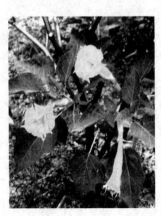

图 14 – 1 茄科植物

受体的激动作用。其对 M 受体的阻断作用(图 14-2)选择性高,且作用广泛。不同效应器对阿托品的敏感性不同。随剂量的增加可依次出现下述药理作用:

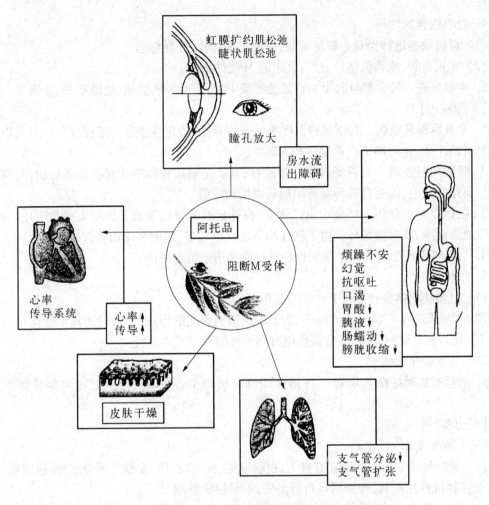

图 14-2　阿托品对 M 受体的阻断作用(↑加快↓减少)

1. 抑制腺体分泌　对汗腺、唾液腺抑制作用最强,小剂量茄科植物即可引起口干和皮肤干燥;其次是抑制泪腺、呼吸道腺体,对胃腺的抑制作用较弱,因胃酸分泌还受到体液等因素的调节。

2. 对眼的作用　与毛果芸香碱的作用相反,表现为:

(1) 扩瞳:阻断虹膜括约肌上的 M 受体,虹膜括约肌松弛,瞳孔散大(图 14-2)。

(2) 升高眼内压:由于扩瞳,虹膜退向边缘,前房角间隙变窄,阻碍房水回流,导致眼内压升高。

(3) 调节麻痹:阻断睫状肌上 M 受体,使悬韧带拉紧,晶状体变扁平,屈光度降低,从而使远距离的物体成像于视网膜后,故视近物模糊不清,导致远视状态,此现象称为调节麻痹(见图 13-1)。

3. 松弛平滑肌 对胃肠道平滑肌松弛作用最突出，其次是输尿管平滑肌和膀胱逼尿肌，对胆管、支气管作用较弱。对正常活动的平滑肌影响较小，而对痉挛状态的平滑肌则有显著的松弛作用。

4. 对心血管的作用

（1）可解除迷走神经对心脏的抑制，引起心率加快、传导加速。

（2）扩张血管，改善微循环，这与其阻断 M 受体无关。

5. 中枢兴奋 较大剂量时可兴奋延髓呼吸中枢，引起呼吸加速、烦躁不安、多语等。

【护理应用】

1. 全身麻醉前给药 利用其抑制呼吸道腺体分泌，防止呼吸道分泌物过多而阻塞以及吸入性肺炎的产生，也可用于严重盗汗和流涎症。

2. 缓解内脏绞痛 对胃肠绞痛疗效最好；其次是输尿管痉挛和膀胱刺激症状；对肾绞痛和胆绞痛疗效较差，需配合哌替啶等镇痛药以增加疗效。

3. 抗休克 主要用于感染中毒性休克，在补足血容量的基础上可用大剂量阿托品治疗，以解除血管痉挛，改善微循环。由于阿托品不良反应较多，目前多用山莨菪碱取代。

4. 治疗缓慢型心律失常 如窦性心动过缓和房室传导阻滞。

5. 眼科应用

（1）虹膜睫状体炎：有利于炎症消退和止痛。

（2）检查眼底：扩瞳后检查眼底，为了能观察到眼底的周边部分，但因其扩瞳作用可持续1~2周，视力恢复较慢，故临床常被作用时间较短的后马托品取代。

（3）儿童验光配镜

6. 解救有机磷酸酯类中毒 可迅速缓解有机磷中毒的 M 样症状，也可部分解除中枢症状。

【用药监护】

（一）不良反应

（1）治疗量时常见不良反应有口干、视物模糊、畏光、心悸、皮肤干燥潮红、排尿困难、便秘等 M 受体拮抗作用症状，停药后可自行消失，不需特殊处理。

（2）当过量中毒时，除上述外周症状加重外，中枢兴奋现象严重，出现语言不清、呼吸加快、烦躁不安、谵妄、惊厥等。中毒进一步加深，可由兴奋转入抑制，出现昏迷、呼吸麻痹而死亡。

（二）禁忌证

对老年人及心动过速者慎用，青光眼、幽门梗阻及前列腺肥大者禁用。

（三）护理用药注意事项

（1）用药前应向患者说明可能引起的不良反应，并介绍一些简便的防治措施，如口干可少量多次饮水，解除口腔黏膜干燥感。多食含纤维食物，减少便秘的发生。

（2）阿托品滴眼时应压住内眦，防止药液经鼻腔黏膜吸收产生不良反应。

（3）大剂量应用阿托品时应严密观察中毒症状的出现。如出现呼吸加快、中枢兴奋等症状时应及时报告医生。阿托品中毒的解救主要是对症处理，用镇静药或抗惊厥药对抗中枢兴奋症状，同时用胆碱受体激动药毛果芸香碱或毒扁豆碱对抗其外周作用，呼吸抑制可采用人工

第十四章 抗胆碱药

呼吸和吸氧。

其他阿托品类生物碱

其他阿托品类生物碱的作用与应用如表 14-1 所示。

表 14-1 其他阿托品类生物碱的作用与应用

名 称	作 用 特 点	临 床 应 用
东莨菪碱	(1) 抑制腺体分泌、散瞳、调节麻痹作用强于阿托品 (2) 对心血管作用较弱 (3) 与阿托品相反,对中枢有显著镇静催眠作用 (4) 可兴奋呼吸中枢	(1) 麻醉前给药作用优于阿托品 (2) 防晕止吐 (3) 抗帕金森症 (4) 解救有机磷中毒 (5) 全身麻醉
山莨菪碱	(1) 对中枢的作用、抑制腺体分泌及散瞳作用较弱 (2) 松弛平滑肌、解除血管平滑肌痉挛,改善微循环作用突出	(1) 抗感染中毒性休克 (2) 缓解胃肠绞痛

阿托品的合成代用品

阿托品合成代用品的作用与应用如表 14-2 所示。

表 14-2 阿托品合成代用品的作用与应用

名 称	作 用 特 点	临 床 应 用
后马托品	扩瞳和调节麻醉作用迅速而短暂	扩瞳检查眼底和验光
丙胺太林(普鲁本辛)	(1) 松弛胃肠道平滑肌作用较强 (2) 神经节阻断和神经肌肉接头阻断作用	缓解胃肠痉挛、消化道溃疡、胃炎

第二节 N 受体阻断药

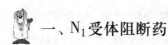

一、N_1 受体阻断药

N_1 受体阻断药又称为神经节阻断药。本类药物对交感神经节和副交感神经节均有阻断作用。阻断交感神经节,小动脉扩张,总外周阻力下降;静脉扩张,回心血量和心输出量减少,使血压显著下降。阻断副交感神经节,出现便秘、扩瞳、口干和尿潴留等。

本类药物现有美加明、咪噻吩等。N_1 受体阻断药过去曾用于治疗高血压,因不良反应多且严重,现已少用。咪噻吩降压作用强而快,可用于高血压危象。

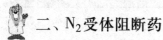

二、N_2 受体阻断药

N_2 受体阻断药又称为骨骼肌松弛药(简称肌松药)。主要作为麻醉辅助药用于全身麻醉,使肌肉松弛,减少麻醉药用量。根据作用机制不同,可分为去极化型肌松药和非去极化型肌松药两类(表14-3),两药的主要区别如下。

表14-3 琥珀酰胆碱和筒箭毒碱的主要区别

项目	琥珀酰胆碱	筒箭毒碱
类型	去极化型肌松药	非去极化型肌松药
作用机制	持续兴奋 N_2 受体	竞争性阻断 N_2 受体
临床应用	气管插管、食管镜、气管镜短时检查,静脉滴注也可用于较长手术	主要用于较长时间的手术
作用时间	静脉注射作用时间仅持续 5 min	静脉注射作用可持续 20~40 min
不良反应	血钾过高,肌肉酸痛	有神经节阻断和促组胺释放作用:血压下降、心率减慢、支气管痉挛等
中毒解救	不能用新斯的明	能用新斯的明

学习与操作

活动一 毛果芸香碱和阿托品对腺体的作用

【目的】
观察毛果芸香碱和阿托品对小鼠唾液腺和泪腺分泌作用的影响。
【动物】
小鼠 2 只,20 g 左右。
【药品】
0.2% 硝酸毛果芸香碱、0.05% 硫酸阿托品。
【器材】
注射器 1 ml(2 支)、托盘天平 1 台、大烧杯 2 个。
【方法】
取小鼠 2 只,称其体重,并观察其唾液腺与泪腺正常分泌情况,分为甲、乙两组,甲鼠腹腔注射 0.05% 硫酸阿托品溶液 0.1 ml/10 g,5 min 后,甲、乙两鼠同时腹腔注射 0.2% 硝酸毛果芸香碱溶液 0.1 ml/10 g,观察两鼠用药后泪腺与唾液分泌情况。
【结果】

动物	体重(g)	用药前活动情况		用药后活动情况	
		唾液腺	泪腺	唾液腺	泪腺
甲鼠			阿托品溶液 0.05%		
乙鼠					

【讨论题】
简述毛果芸香碱与阿托品对腺体作用的临床应用。

活动二　毛果芸香碱和阿托品对瞳孔的作用

【目的】
观察毛果芸香碱和阿托品对瞳孔的作用,并联系其临床应用。

【动物】
家兔1只,2 kg左右。

【药品】
1%硝酸毛果芸香碱溶液、1%硫酸阿托品溶液。

【器材】
兔固定器1个、量瞳尺1把、剪刀1把、手电筒1个。

【方法】
取家兔1只,用兔固定器固定,剪去两眼睫毛,于适当强度的光线下用量瞳尺测量,并记录两眼正常瞳孔直径(以mm表示);再用手电筒照射眼睛,观察瞳孔对光反射是否存在。然后用手指将下眼睑拉成杯状并压住鼻泪管(防止药液流入鼻泪管及鼻腔),向左右两眼分别滴入1%硝酸毛果芸香碱溶液和1%硫酸阿托品溶液各3滴,各待1 min后将手放开,任药液自溢。滴药15 min后,在光照强度与用药前一致的条件下,再测两眼瞳孔直径与对光反射,并记录,比较用药前后之不同。

【结果】

药　物	兔眼	用　药　前		用　药　后	
		瞳孔(mm)	对光反射	瞳孔(mm)	对光反射
硝酸毛果芸香碱	左				
硫酸阿托品	右				

(胡爱忠)

第十五章 拟肾上腺素药

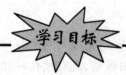

学习目标

1. 了解拟肾上腺素药对肾上腺素受体的选择性不同而进行的分类及各类代表药。
2. 熟悉肾上腺素、多巴胺、去甲肾上腺素、异丙肾上腺素的用药基础。
3. 熟悉肾上腺素、多巴胺、去甲肾上腺素、异丙肾上腺素的应用、不良反应、禁忌证,并说出护理用药注意事项。
4. 熟悉麻黄碱的特点,说出其应用及护理用药注意事项。

拟肾上腺素药是一类化学结构和药理作用与肾上腺素相似的药物,因其作用与交感神经兴奋时的作用相似,且化学结构中含有β-苯乙胺,故也称为拟交感胺类药物。

拟肾上腺素药按其化学结构是否含儿茶酚结构,分为:① 儿茶酚胺类:如肾上腺素、去甲肾上腺素、异丙肾上腺素、多巴胺等,口服不能产生吸收作用,维持时间短;② 非儿茶酚胺类:如间羟胺、苯肾上腺素、麻黄碱等,作用较弱而持久。

按对肾上腺素受体选择性的不同,可分为三大类:① α、β 受体激动药;② α 受体激动药;③ β 受体激动药。

 知识链接

休克的概念

休克是由于多种原因造成有效循环血量绝对或相对不足,导致机体组织和脏器,尤

第十五章 拟肾上腺素药

其是维持生命的重要器官(如心、脑、肾等)得不到足够的血液灌注而产生的、以微循环血流障碍为特征的急性循环不全的综合症状。主要有过敏性休克、感染性休克、心源性休克、低血容量性休克、神经原性休克等。

本类药物的主要作用在于影响心血管系统和支气管平滑肌。主要作为抗休克药、升压药、平喘药等。

第一节　激动α和β受体的拟肾上腺素药

肾 上 腺 素

【用药基础】

肾上腺素(adrenaline，AD)是肾上腺髓质分泌的主要激素，药用肾上腺素可从家畜肾上腺提取或人工合成。其化学性质不稳定，见光或在中性尤其是碱性溶液中，易氧化变色而失去活性，如氧化呈粉红或棕色不可再用，忌与碱性药配伍。

本药口服易被碱性肠液破坏，吸收很少，故采用注射给药。皮下注射因能收缩血管，吸收较慢，维持1 h左右；肌内注射吸收较快，维持10～30 min；静脉注射立即起效，但作用仅维持数分钟。

肾上腺素强烈激动α和β受体。主要影响心血管系统。激动$β_1$受体，心脏兴奋性增加，表现为心收缩力加强，传导加快，心率加快，心输出量增加，为起效快、作用强的心脏兴奋药；激动血管平滑肌$α_1$受体，使皮肤、黏膜、肠系膜、肾血管收缩；激动$β_2$受体，骨骼肌血管、冠状血管扩张。对血压的影响

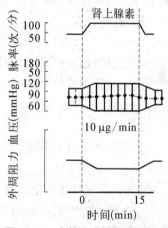

图15-1　人静脉注射肾上腺素对心血管系统的影响

是小剂量收缩压升高，舒张压不变或稍降(图15-1)；大剂量单次静脉注射肾上腺素，血压综合表现为先升后降(图15-2)。同时肾上腺素还具有扩张支气管及升高血糖的作用。

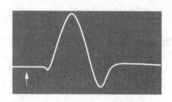

图15-2　大剂量单次静脉注射肾上腺素引起的血压变化

【护理应用】

1. **心搏骤停**　用于溺水、麻醉和手术过程中的意外，严重疾病、药物中毒等所致的心跳骤停。常用肾上腺素静脉注射或心室内注射，剂量为0.5～1 mg，同时应进行有效的人工呼吸、心脏挤压和纠正酸中毒等。

知识链接

过敏性休克

机体接触致敏物质时，易引起体内过敏物质大量释放，导致支气管收缩、黏膜水肿、

呼吸困难,使血管扩张、血压下降而产生休克。

2. 过敏性休克　其作用快而强,为抢救过敏性休克(如青霉素过敏性休克)的首选药。在使用可能引起过敏性休克的药物前,应备好肾上腺素。抢救时皮下或肌内注射 0.25~1 mg/次,也可用 0.1~0.5 mg 缓慢静脉注射(以 0.9%氯化钠注射液稀释到 10 ml)。

3. 支气管哮喘　用于支气管哮喘急性发作。皮下或肌内注射 0.25~0.5 mg,可数分钟内奏效。

4. 与局麻药配伍　局麻药中肾上腺素的浓度为 1∶25 000(1 次用量不超过 0.3 mg)。目的是收缩血管,减少局麻药吸收,延长局麻药作用时间,减少局麻药吸收中毒。但手指、足趾、阴茎等末梢部位手术时禁加肾上腺素。

【用药监护】

(一) 不良反应

治疗量时通常可见心悸、烦躁、面色苍白、出汗等,停药后可自行消失。用量过大、皮下注射时误入血管内或静脉注射过快,都可产生搏动性头痛,血压骤升,甚至导致脑出血。也可引起心律失常,甚至心室颤动。

(二) 禁忌证

禁用于器质性心脏病、高血压、冠心病、脑血管硬化等心、脑血管疾病患者,以及糖尿病及甲亢患者。老年人慎用。

(三) 护理用药注意事项

(1) 使用时严格控制给药剂量及途径,一般用皮下或肌内注射,多不用静脉推注,需要时稀释后缓慢推入。

(2) 密切观察患者的血压、脉搏、面色等变化。

麻 黄 碱

【用药基础】

又称麻黄素,是从中药麻黄中提取的生物碱,现多为人工合成品。药理作用与肾上腺素相似,但起效慢,作用弱而持久,此外,具有下述特点:① 化学性质稳定,口服有效;② 易通过血-脑屏障,引起中枢兴奋,表现为精神兴奋、不安和失眠;③ 易产生快速耐受性,短时间内反复应用,其作用逐渐减弱;④ 可从乳汁分泌。

 知识链接

麻　黄

2 000 年前的《神农本草经》即有麻黄能"止咳逆上气"的记载。

第十五章 拟肾上腺素药

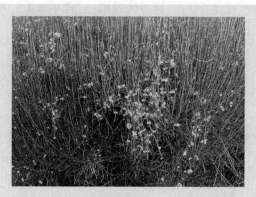
麻黄草

【护理应用】
(1) 主要用于防治低血压状态,如硬膜外麻醉和腰麻引起的低血压。
(2) 轻症支气管哮喘和预防哮喘发作,口服,15~30 mg/次,每日3次。
(3) 用于消除鼻黏膜充血引起的鼻塞,用0.5%~1%溶液剂滴鼻。

【用药监护】
(一) 不良反应
因中枢兴奋作用,可引起烦躁不安、失眠等。大剂量可引起心率加快、血压升高。

(二) 禁忌证
同肾上腺素。

(三) 护理用药注意事项
(1) 用于防治局麻药引起的低血压时,需监测血压及心率。
(2) 为避免失眠,不宜在睡前服用或晚间服用镇静催眠药。
(3) 本药可从乳汁分泌,故哺乳期妇女不宜应用。
(4) 短期反复使用麻黄碱易产生快速耐受性,应予注意。

多 巴 胺

【用药基础】
口服无效,主要静脉滴注给药,在体内易被单胺氧化酶(MAO)和儿茶酚氧位甲基转移酶(COMT)所灭活,作用时间短,起效快。多巴胺不易通过血-脑屏障,外周给药无中枢作用。

本药除直接激动 α、β 受体外,还激动外周 DA 受体。主要作用于心血管系统。激动心脏 $β_1$ 受体,使心收缩力增强,心输出量增加,一般剂量对心率影响较小,较少引起心率失常。激动 $α_1$ 受体,使皮肤、黏膜血管收缩,其作用比去甲肾上腺素弱,也不引起局部组织缺血坏死。激动 DA 受体,使肾、肠系膜及冠状血管扩张。小剂量以激动多巴胺受体为主,大剂量激动 $α_1$ 受体,故小剂量收缩压升高、舒张压稍降,大剂量收缩压、舒张压均升高(图15-3)。对

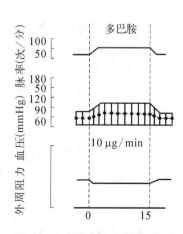
图15-3 人静脉注射多巴胺对心血管系统的影响

支气管平滑肌无作用。由于肾血管扩张,肾血流量增加,肾小球滤过增加,尿量增加,可改善肾功能。

 知识链接

感染性休克

由病原微生物及其毒素造成心肌损伤、血管扩张、毛细血管通透性增加、血浆外渗及对组织细胞的直接损害等综合作用引起的休克。

心源性休克

心输出量急剧减少,难以维持重要器官有效的血液灌注而造成缺氧,使交感神经兴奋,引起微循环中血管收缩,导致微循环障碍。常继发于急性心肌梗死、心肌炎、严重心律失常等。

神经源性休克

由于脑脊髓损伤、麻醉意外等刺激,外周血管舒张,外周阻力下降,有效血容量减少等所致的休克。

【护理应用】

(1)各种休克:用于治疗感染中毒性休克、心源性休克、失血性休克,尤其对伴有心收缩力减弱及尿量减少的休克患者疗效较好。

(2)与利尿药合用治疗急性肾功能衰竭及心功能不全。

【用药监护】

(一)不良反应

不良反应一般较轻,但如剂量过大或滴注过快可出现心动过速、心律失常、头痛和高血压。

(二)禁忌证

心动过速者禁用。

(三)护理用药注意事项

(1)治疗休克用药前必需补足血容量,并纠正酸中毒。

(2)给药时注意给药途径,此药仅可用于静脉滴注,需稀释后方可使用。一般用 20 mg 加入 5% 葡萄糖溶液 200~500 ml 中,稀释后静脉滴注。

(3)静脉滴注速度宜从慢速开始,并注意观察患者的反应,如发现心动过速、心律失常等,应减慢滴注速度或停药。

第二节 主要激动 α 受体的拟肾上腺素药

去甲肾上腺素

【用药基础】

去甲肾上腺素(noradrenaline,NA)是去甲肾上腺素能神经末梢释放的主要递质,也可由肾上腺髓质少量分泌,药用品为人工合成。其性质不稳定,遇光或碱易氧化变成粉红色而失效,液体一旦出现颜色不可再使用。药用为重酒石酸盐。

本药口服不能产生吸收作用,皮下或肌内注射因剧烈的局部血管收缩,吸收很少,且易发生组织坏死,故不宜皮下及肌内注射,临床上只作静脉滴注给药。不能透过血-脑屏障。

去甲肾上腺素对 α 受体具有强大的激动作用,对 $β_1$ 受体激动作用较弱,对 $β_2$ 受体几乎无作用。主要影响心血管系统,激动血管 $α_1$ 受体,使血管收缩;激动心脏 $β_1$ 受体,心肌收缩力加强,传导加快。在整体情况下,心率可因血压剧升而反射性减慢,心输出量因外周阻力升高而无明显增加。引起心律失常的作用较肾上腺素弱。对血压的影响:小剂量去甲肾上腺素兴奋心脏,收缩压升高,此时血管收缩作用尚不十分剧烈,故舒张压升高不多;大剂量收缩压和舒张压均升高(图15-4)。

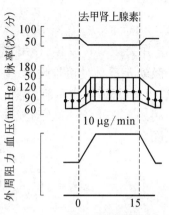

图15-4 人静脉注射去甲肾上腺素对心血管系统的影响

【护理应用】

1. 休克 已不占重要地位,仅限于某些休克如早期神经源性休克。短期用小剂量静滴,常用药液(2 mg/ml)稀释于5%葡萄糖溶液500 ml中静脉滴注。

2. 药物中毒性低血压 中枢神经系统抑制药可引起低血压,静脉滴注去甲肾上腺素可使血压回升接近正常。如氯丙嗪、酚妥拉明引起的体位性低血压要选用去甲肾上腺素,而禁用肾上腺素升压。

3. 上消化道出血 取本药1~3 mg,每日3次,适当稀释后口服,在食管或胃内因局部作用收缩黏膜血管,产生止血效果。

【用药监护】

(一) 不良反应

静脉滴注过久,药液浓度过高或外漏出血管可引起局部组织缺血坏死。用药剂量过大或滴注时间过长,使肾血管强烈收缩,引起急性肾功能衰竭,产生少尿、无尿。静脉滴注浓度过高或过快,可致血压过高,偶见心律失常。

(二) 禁忌证

禁用于高血压、动脉硬化症、器质性心脏病、少尿或无尿及微循环严重障碍的休克患者等。

(三) 护理用药注意事项

(1) 不可长时间或大剂量使用,否则会因强烈收缩血管而加重微循环障碍。

(2) 静脉穿刺时药液勿外溢,严格控制点滴速度,静滴时间不能过长,浓度不应过高。用药过程中,注意监视末梢循环状态,如发现外漏或注射部位皮肤苍白,应更换注射部位,进行热敷,并用酚妥拉明或普鲁卡因局部浸润注射治疗。

(3) 用药期间监视尿量,尿量至少保持在25 ml/h以上。

间 羟 胺

为非儿茶酚胺类,其与去甲肾上腺素具有相似的作用,但收缩血管、升高血压作用较弱而持久,对心率影响不明显;由于对心脏及肾血管作用弱,较少引起心律失常及肾损害。给药方便,可静脉滴注,也可肌内注射,是去甲肾上腺素的良好代用品,用于各种休克早期。

去氧肾上腺素

主要激动 α_1 受体,作用类似去甲肾上腺素,能显著减少肾血流量,现少用于抗休克;由于激动 α_1 受体使血管收缩、血压升高,反射性减慢心率,可用于治疗阵发性室上性心动过速,可静脉滴注,也可肌内注射,肌内注射 1 次 2~5 mg;静脉滴注 1 次 10~20 mg,稀释后缓慢滴注。此外,还能激动瞳孔开大肌 α_1 受体,使瞳孔扩大,可用 2%~5% 溶液滴眼检查眼底。

第三节 主要激动 β 受体的拟肾上腺素药

异丙肾上腺素

【用药基础】

异丙肾上腺素在胃肠道易被破坏,因此不宜口服;可采用静脉滴注、舌下或喷雾吸入等给药途径。作用时间较肾上腺素略长,不易透过血-脑屏障。

本药具有强大的激动 β 受体作用,对 α 受体几乎无作用。激动 β_1 受体,其作用比去甲肾上腺素、肾上腺素强。也能引起心律失常,但较少产生心室颤动。激动骨骼肌血管 β_2 受体,血管扩张;冠状血管扩张,血流量增加。对血压的影响:小剂量时能兴奋心脏,收缩压升高,骨骼肌血管舒张,舒张压下降;大剂量时由于静脉强烈扩张,回心血量减少,心输出量减少,收缩压和舒张压均下降(图15-5)。激动支气管平滑肌 β_2 受体,支气管舒张;并可抑制过敏介质释放。

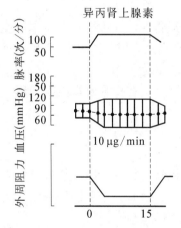

图15-5 人静脉注射异丙肾上腺素对心血管系统的影响

【护理应用】

1. 支气管哮喘 气雾给药,喷雾吸入,每次不超过 0.5 ml。作用快而强,用于控制支气管哮喘急性发作。轻症可舌下含片:1 次 10 mg,每日 30~45 mg。

2. 房室传导阻滞 治疗Ⅱ、Ⅲ房室传导阻滞,舌下或静脉滴注给药。0.5~1 mg 稀释于 5% 葡萄糖溶液 200~300 ml 中静滴。

3. 心搏骤停 适用于心室自身节律缓慢,高度房室传导阻滞或窦房结功能衰竭而并发的心脏骤停,常与去甲肾上腺素或间羟胺合用作心室内注射。

4. 抗休克 适用于低心输出量、高外周阻力型的感染性休克,应补足血容量。

【用药监护】

(一) 不良反应

常引起心悸、头晕、皮肤潮红等。过量,尤其是支气管哮喘,易引起心律失常,严重时甚至心室颤动,可引起猝死。长期反复用药易产生耐受性。

(二)禁忌证

禁用于心绞痛、心肌梗死及甲亢。

(三)护理用药注意事项

(1)静脉滴注用药后要密切观察心率变化,可通过调整滴速控制心率。对哮喘患者自用气雾剂或舌下含片者,应嘱咐患者勿超过医嘱规定的用药次数及吸入量。

(2)应避免长期用药,如疗效下降,不可盲目加大剂量,需及时更换其他药物。

多巴酚丁胺

选择性地激动 β_1 受体,对心脏有强大的正性肌力作用,心输出量增加,多巴酚丁胺正性肌力作用显著,心率加快不显著,不增加心肌氧耗,不易引起心动过速。主要用于急性心肌梗死伴有心源性休克患者,也可用于感染性休克,其疗效优于异丙肾上腺素。口服无效,须采用静脉滴注给药,忌与碱性溶液配伍。可引起血压升高、心悸、头痛、气短等不良反应。剂量过大时,偶可引起心律失常和增加心肌氧耗。用药期间应监测血压及心电图,有效控制液体滴速。

沙丁胺醇及克仑特罗

选择性激动 β_2 受体,使支气管平滑肌松弛,对心脏 β_1 受体作用较弱。与异丙肾上腺素比较,本类药物具有强大的解除支气管平滑肌痉挛作用,而无明显的心脏兴奋作用。临床主要用于治疗支气管哮喘。

(张国红)

第十六章 抗肾上腺素药

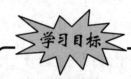

1. 了解抗肾上腺素药因对肾上腺素受体的选择性不同而进行的分类及各类代表药。
2. 熟悉酚妥拉明的用药基础、应用及护理用药注意事项。
3. 熟悉普萘洛尔的用药基础、应用、禁忌证及护理用药注意事项。

抗肾上腺素药能阻断肾上腺素受体,又称为肾上腺素受体阻断药,按这类药物对α和β受体的选择性不同,可分为:①α受体阻断药;②β受体阻断药;③α、β受体阻断药。

抗肾上腺素药具有外周血管舒张、心脏抑制、支气管平滑肌收缩等作用。多作为血管舒张药(治疗休克、治疗外周血管痉挛性疾病)、心血管系统疾病的治疗药(降压药、抗心绞痛药、抗心率失常药等)应用。

第一节 α受体阻断药

酚妥拉明

【用药基础】

口服吸收差,口服给药的疗效只有注射给药的20%,一般可作肌注、静脉推注及静脉滴注给药。

第十六章 抗肾上腺素药

知识链接

"肾上腺素作用的翻转"

α受体阻断药可产生拮抗肾上腺素激动α受体的升压作用,而保留了肾上腺素$β_2$受体的作用,导致骨骼肌、血管扩张,使肾上腺素的升压翻转为降压,这种现象称为"肾上腺素作用的翻转"。

本药为非选择性α受体阻断药,阻断$α_1$、$α_2$受体。其血管扩张作用强,可使外周阻力降低,血压下降,具有明显的肾上腺素升压作用的翻转(图16-1)。血管扩张,血压下降可反射性兴奋心脏,同时阻断突触前膜$α_2$受体,促进前膜释放去甲肾上腺素。也可激动心脏,使心脏收缩力加强,心率加快,心输出量增加。

此外,具有拟胆碱作用及组胺样作用。表现为兴奋胃肠平滑肌,胃酸分泌增加,皮肤潮红等。

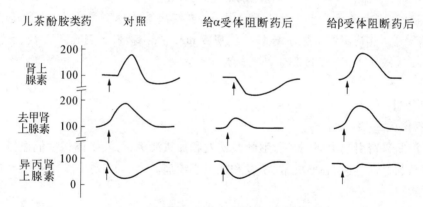

图16-1 抗肾上腺素药肾上腺素、去甲肾上腺素和异丙肾上腺素对人血压(mmHg)的影响(↑给儿茶酚胺类药)

知识链接

肢端动脉痉挛症(雷诺病)

肢端动脉痉挛症由血管神经功能紊乱所引起。临床特点是阵发性四肢肢端对称性间歇发白与发绀。

血栓闭塞性脉管炎

血栓闭塞性脉管炎是周围血管的慢性闭塞性炎症病变,主要累及四肢的中、小动脉及静脉。临床特点为患肢缺血、疼痛等,严重者可致肢端溃疡、坏死。

【护理应用】

1. 外周血管痉挛性疾病　治疗肢端动脉痉挛性疾病、血栓闭塞性脉管炎。肌内注射或静脉注射。每次 5 mg,每日 1～2 次。

2. 对抗静脉滴注去甲肾上腺素外漏引起的血管收缩　酚妥拉明 5～10 mg 溶于 10 ml 生理盐水浸润注射。

3. 抗休克　静脉滴注用于感染性中毒性休克。用药前必需补足血容量。常用 20～40 mg 加入 5% 葡萄糖溶液 500 ml 中以 0.3～0.5 mg/min 的速度静脉滴注。

4. 急性心肌梗死和充血性心力衰竭　可扩张血管,降低外周阻力及心脏后负荷,心输出量增加,心肌氧耗降低,心力衰竭减轻。

5. 嗜铬细胞瘤的诊断　静脉注射 5 mg。

 知识链接

嗜铬细胞瘤的诊断

嗜铬细胞瘤大多数发生于肾上腺髓质,主要症状是持续高血压(肾上腺嗜铬细胞含肾上腺素)。其诊断:静脉注射酚妥拉明 5 mg,注后每 30 s 测血压 1 次,如在 2～4 min 内血压降低 4.67/3.33 kPa 以上时为阳性结果。

【用药监护】

(一) 不良反应

胃肠平滑肌兴奋引起腹痛、腹泻、呕吐及诱发和加重溃疡;可发生体位性低血压;静脉推注给药过快可引起心动过速、心率失常,诱发和加重心绞痛。

(二) 禁忌证

低血压、冠心病忌用,胃炎,胃、十二指肠溃疡病慎用。

(三) 护理用药注意事项

(1) 注射后应让患者静卧 30 min,以防发生体位性低血压,一旦发生应平卧,采用头低足高位,必要时给去甲肾上腺素,不可用肾上腺素。

(2) 用药过程中要监测血压、脉搏变化,调整滴速及用量。

酚 苄 明

酚苄明为 α_1、α_2 受体阻断剂,与酚妥拉明的药理作用相似。但起效慢,作用强大、持久,1 次给药作用可持续 3～4 d。常采用口服和缓慢静脉注射给药,但口服吸收少。主要用于外周血管痉挛性疾病(常在酚妥拉明无效时用)、抗休克(适用于感染性休克)及治疗嗜铬细胞瘤引起的高血压。其主要不良反应有体位性低血压、心动过速、心律失常。因药物作用时间长,需告知患者防止体位性低血压的办法。

第二节 β受体阻断药

【用药基础】

β受体阻断药,能和肾上腺素神经递质或拟肾上腺素药竞争β受体,从而拮抗其β型肾上腺素作用。目前临床常用的β型抗肾上腺素药有普萘洛尔、吲哚洛尔、纳多洛尔、阿替洛尔、美托洛尔等。根据药物对受体的选择性,可将β受体阻断药分为:① 非选择性β受体阻断药;② 选择性β_1受体阻断药。

脂溶性高的药物,如普萘洛尔、美托洛尔口服吸收快而完全,但首剂效应大,个体差异大,故用量应个体化。脂溶性低的药物,如阿替洛尔、纳多洛尔口服吸收差、首剂效应小。

β受体阻断剂具有:① β受体阻断作用:心脏受抑制,肾素释放减少,使心率减慢,房室传导减慢,心收缩力减弱,心输出量减少,心肌氧耗量降低,血压下降。支气管平滑肌收缩,呼吸道阻力增加,可诱发和加重哮喘。抑制糖原分解,但β受体阻断药往往会掩盖低血糖症状如心悸等,从而延误对低血糖的及时察觉。② 有些β受体阻断药具有内在拟交感活性。③ 有些β受体阻断药在高浓度时可降低细胞膜对离子的通透性,具有膜稳定作用。

此外,普萘洛尔尚有抗血小板聚集作用,噻吗洛尔有降低眼内压作用。

 知识链接

内在拟交感活性

有些β受体阻断药在阻断β受体时,同时对β受体还具有部分微弱激动作用,称为内在拟交感活性。由于这种作用较弱,一般被其β受体阻断作用掩盖。具有ISA的β受体阻断药较少发生由于β受体阻断所致的心率减慢、心衰、房室传导阻滞的不良反应。

【护理应用】

1. 心律失常 治疗过速型心律失常,尤其是运动或情绪紧张、激动所致的窦性心动过速。
2. 心绞痛和心肌梗死 对心绞痛有较好疗效,可减少发作,早期应用普萘洛尔等可降低心肌梗死的复发和猝死。
3. 高血压 高血压患者服药后在血压下降的同时,伴有心率减慢,且不易发生体位性低血压,为治疗高血压的基础用药。
4. 充血性心力衰竭 在心肌状况严重恶化之前早期应用。改善心脏舒张功能,延缓儿茶酚胺对心脏的损害。
5. 其他 甲状腺功能亢进及甲状腺危象的辅助用药。噻吗洛尔可治疗青光眼。

【用药监护】

(一)不良反应

一般不良反应有恶心、呕吐、轻度腹泻、失眠、抑郁等,偶见过敏性皮疹和血小板减少。严重不良反应为抑制心脏功能。可诱发或加重支气管哮喘。有反跳现象。

（二）禁忌证

禁用于严重心功能不全、窦性心动过缓、重度房室传导阻滞及支气管哮喘患者。

（三）护理用药注意事项

（1）个体差异大，可在给药初期出现不良反应，应从小剂量开始给药，注意观察患者用药反应，尤其是心率，心率应不低于50次/分。

知识链接

反 跳 现 象

长期治疗后突然停药，使原有的疾病加重，称为反跳现象。多在停药12~72 h 开始，持续数天。

（2）有反跳现象，对长期用药患者不能突然停药，应在病情控制后2周内逐渐减量。

（3）应用胰岛素的糖尿患者，不能同时应用β受体阻断药，因其加强降血糖作用，并可掩盖低血糖时出汗和心率加快的症状，造成严重后果。

（张国红）

第十七章 局部麻醉药

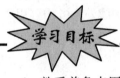

1. 熟悉普鲁卡因的作用、用途、护理用药注意事项。
2. 比较利多卡因、丁卡因、布比卡因的作用特点及用途。

 知识链接

局部麻醉的方法

1. **表面麻醉** 将局麻药直接滴、喷或涂于黏膜表面,使黏膜下神经末梢麻醉。适用于眼、鼻、咽喉、气管、尿道等黏膜部位的浅表手术或检查。
2. **浸润麻醉** 将局麻药注射在皮下或手术野附近组织,使局部神经末梢被麻醉。适用于浅表的小手术。
3. **传导麻醉** 将局麻药注射到神经干附近,阻滞其传导,产生相应区域的麻醉。常用于四肢、面部、口腔等手术。
4. **蛛网膜下隙麻醉** 将局麻药经腰椎间隙注入蛛网膜下隙,直接作用于脊神经根、背根神经节及脊髓表面部分,产生麻醉作用。适用于下腹部、下肢、盆腔及肛门会阴部位的手术。
5. **硬脊膜外麻醉** 将药液注入硬脊膜外腔,使经此腔穿出椎间孔的神经根麻醉。其麻醉范围广,常用于胸腹部手术。

麻醉是指机体或机体的一部分暂时失去对外界刺激反应性的一种状态,或指造成这种状态的方法。能够引起麻醉状态的药物称为麻醉药,包括局部麻醉药和全身麻醉药两类。局部麻醉药临床应用较广泛,所用药有 10 余种。局部麻醉药简称局麻药,能局部应用于神经末梢或神经干周围,暂时性阻断神经冲动的发生和传导,使患者在意识清醒而局部无痛状态下接受手术。

普鲁卡因

【用药基础】

属酯类局部麻醉药,亲脂性低、不易穿透黏膜。

低浓度时主要麻醉感觉神经,感觉消失的顺序依次是痛觉、温觉、触觉和压觉。神经冲动传导的恢复是按相反的顺序进行的。高浓度也可依次麻醉中枢神经、自主神经、运动神经、心肌及其他平滑肌、骨骼肌。

【护理应用】

(1) 常注射用于浸润麻醉、传导麻醉、蛛网膜下隙麻醉及硬膜外麻醉,一般不做表面麻醉。浸润麻醉用 0.5%~1% 等渗溶液。传导麻醉、蛛网膜下隙麻醉及硬膜外麻醉均可用 2% 溶液。蛛网膜下隙麻醉 1 次不宜超过 200 mg。

(2) 还用于损伤部位的局部封闭,可减轻发炎或损伤部位的症状。

【用药监护】

(一) 不良反应

(1) 误入血管或用量过大可能引起中毒反应,中枢先兴奋(烦躁不安、惊厥等)后抑制(昏迷、呼吸抑制等),并可导致血压下降,严重中毒时呼吸先停止,甚至心脏停止跳动。

(2) 少数人对普鲁卡因过敏,表现为皮疹、荨麻疹、哮喘,甚至过敏性休克。

(3) 蛛网膜下隙麻醉及硬膜外麻醉时可能引起血压下降。

(二) 护理用药注意事项

(1) 向患者介绍本类药物的疗效、不良反应和用药注意事项,使患者成为用药护理的主动合作者。了解患者既往有无心血管疾病、甲状腺功能亢进等病史,询问用药史及过敏史。

(2) 用药前应询问患者有无过敏史,首次应用时应做皮肤过敏试验。但皮试有假阴性,使用时应注意观察,并作好抢救准备,一旦有过敏症状,立即停药,及时给予肾上腺素、抗过敏药、吸氧等。对普鲁卡因皮试阳性、有过敏史或过敏体质者可改用利多卡因,不宜使用丁卡因。

(3) 严格控制剂量和浓度,浸润麻醉用 0.25%~0.5% 水溶液,每小时不超过 1.5 g;传导麻醉用 1%~2% 水溶液,每小时不超过 1.0 g;蛛网膜下隙麻醉用 2% 水溶液,每小时不超过 0.75 g。

(4) 注意毒性反应,严密监测呼吸、心率、血压和中枢神经系统反应的变化,呼吸麻痹往往先于心血管毒性,中毒时要注意维持呼吸,及时采取控制措施。中毒早期可采取加压给氧、输液、给予地西泮抗惊厥等抢救措施。

(5) 普鲁卡因注射液中常加入 0.1% 的肾上腺素(每 100 ml 加 0.2~0.5 ml),既可延长局麻时间,又可减少吸收中毒的可能性。但不用于身体末梢部位,以免局部组织缺血坏死。也不用于有肾上腺素禁忌证的患者。

(6) 蛛网膜下隙麻醉和硬脊膜外麻醉时,密切注意血压变化,术前肌内注射麻黄碱、阿拉明等可预防血压下降。及时调整患者体位,术后 6 h 内去枕平卧、多饮水可减轻头痛等症状。

(7) 硬脊膜穿刺后脑脊液渗漏,易致麻醉后头痛。应注意药液的比重和患者体位。高比重药液(用脑脊液溶解的药液)用于坐位患者,药液下沉至马尾周围,安全有效;低比重药液(用注射用水溶解的药液)易使药液水平面提高,可能危及呼吸中枢。

(8) 普鲁卡因不宜与葡萄糖液、强心苷、胆碱酯酶抑制药及碱性药物配伍。

丁 卡 因

【用药基础】

丁卡因与普鲁卡因同属酯类局麻药。作用较持久,亲脂性高,穿透力强,局麻作用及毒性均比普鲁卡因强 10 倍。

【护理应用】

丁卡因常用作表面麻醉、蛛网膜下隙麻醉及硬脊膜外腔麻醉。用作不同局麻方法时,浓度要求不同。表面麻醉用 0.25%～1% 溶液,传导麻醉、蛛网膜下隙麻醉及硬膜外麻醉可用 0.2% 溶液。腰麻不宜超过 16 mg。

【用药监护】

(1) 对普鲁卡因过敏者不宜使用丁卡因。

(2) 因易吸收且毒性较大,一般不用于浸润麻醉。

(3) 中毒反应多因药液在局部浓度过高所致,用药前应核对药名和浓度。如误入血管会导致中毒反应,注射给药时应试抽回血。出现中毒症状,应采取维持呼吸与循环功能的措施进行抢救。

 学习与操作

活动一 普鲁卡因与丁卡因对家兔的表面麻醉效力比较

【目的】

比较普鲁卡因与丁卡因的表面麻醉效力。了解家兔滴眼给药法。

【动物】

家兔 1 只。

【药品】

1% 盐酸普鲁卡因溶液、1% 盐酸丁卡因溶液。

【器材】

兔固定箱 1 个、手术剪 1 把、滴管 2 支。

【方法】

取无眼病家兔 1 只,置于兔固定箱内,剪去两眼睫毛,分别用兔须轻触两眼角膜的上、中、下、左、右 5 个位点,观察并记录正常角膜反射。刺激 5 点都引起眨眼反应记为

5/5,5 点均不眨眼记 0/5。将家兔右侧的下眼睑拉成杯状,中指按压鼻泪管,眼内滴入 1% 盐酸普鲁卡因 3 滴。轻提下眼睑向上使药液与角膜充分接触,并使药液在眼内保留 1 min。左眼用同样方法滴入 1% 盐酸丁卡因溶液 3 滴。滴药后记录 30 min 内每隔 5 min 的两眼角膜反射,测试方法同滴药前。记录并比较两药的结果。

【结果】

兔 眼	药 物	用药前角膜眨眼反射	用药后角膜眨眼反射
			5′ 10′ 15′ 20′ 25′ 30′
右	1% 盐酸普鲁卡因		
左	1% 盐酸丁卡因		

【讨论题】

根据实验结果,讨论影响局麻药作用强弱和维持时间的因素。

活动二 普鲁卡因与丁卡因对小鼠的毒性比较

【目的】

比较普鲁卡因与丁卡因的毒性大小,并联系临床应用。练习小鼠的捉拿及腹腔注射方法。

【动物】

小鼠 2 只。

【药品】

1% 盐酸普鲁卡因溶液、1% 盐酸丁卡因溶液、苦味酸。

【器材】

鼠笼、1 ml 注射器及 6 号针头 2 支、托盘天平 1 个、大烧杯(或钟罩)2 个。

【方法】

取小鼠 2 只,称体重编号,观察正常活动后,甲鼠腹腔注射 1% 盐酸普鲁卡因溶液 0.05 ml/10 g,乙鼠腹腔注射 1% 盐酸丁卡因溶液 0.05 ml/10 g。观察两鼠用药后反应有何差异。

【结果】

鼠 号	体重(g)	药 物	剂量(ml/10 g)	用药后反应及出现反应的时间
甲		1% 盐酸普鲁卡因		
乙		1% 盐酸丁卡因		

【讨论题】

根据实验结果,解释为什么浸润麻醉可选用普鲁卡因而不宜用丁卡因?分析局麻药的毒性反应和用药监护。

第十七章 局部麻醉药

利多卡因

属于酰胺类局麻药。与等剂量的普鲁卡因相比,利多卡因麻醉作用快、强而持久。

可用于各种局部麻醉。浸润麻醉用0.25%~0.5%溶液,表面麻醉、传导麻醉、硬膜外麻醉均可用1%~2%溶液,1次极量500 mg。主要用于传导麻醉和硬膜外麻醉,尤其用于对普鲁卡因过敏者。静脉给药还可治疗室性心律失常(见第二十六章)。

因在脊髓液里扩散快,一般不用于蛛网膜下隙麻醉。蛛网膜下隙麻醉时不宜超过100 mg。

布比卡因

是目前常用局麻药中作用时间较长的药物,为5~10 h。其作用强度较利多卡因强4~5倍,安全范围大,无明显扩血管作用。为较安全的长效局麻药。

主要用于浸润麻醉、传导麻醉和硬膜外麻醉。浸润麻醉用0.25%溶液,传导麻醉用0.25%~0.5%溶液,硬膜外麻醉用0.5%~0.75%溶液。1次极量200 mg,1日极量400 mg。

因对黏膜穿透力及扩散力较弱,不适用于表面麻醉。

常用局麻药作用及应用特点见表17-1。

表17-1 常用局麻药作用及应用特点比较

药物	作用	毒性	渗透力	应用
普鲁卡因	快、弱、短	小	弱	除表面麻醉外的各种麻醉
丁卡因	慢、强、中等	大	强	除浸润麻醉外各种麻醉
利多卡因	快、中等、久	中等	强	各种麻醉,腰麻慎用
布比卡因	强、久	大	较强	各种麻醉

(邹浩军)

第十八章 镇静催眠药

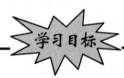

1. 解释镇静催眠药的量效关系。
2. 熟悉地西泮的用药基础。
3. 概述地西泮的不良反应、禁忌证,并说出护理用药注意事项。
4. 说出巴比妥类药的用途、不良反应及急性中毒的解救。

 知识链接

生理性睡眠

一夜睡眠中有 4~5 个睡眠周期反复交替。正常人入睡先进入非快速眼动睡眠(NREMS),可分 4 个阶段,即Ⅰ、Ⅱ、Ⅲ、Ⅳ 4 期,其中Ⅰ、Ⅱ期称为"浅睡眠",Ⅲ、Ⅳ期称为"深睡眠"(慢波睡眠)或"δ睡眠"。快动眼睡眠即 REM 睡眠期,虽然它仍属于睡眠阶段,但与非快动眼睡眠的差别不亚于睡眠与醒觉的差别。

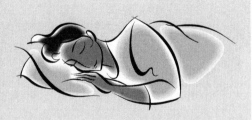

镇静催眠药是一类作用于中枢神经系统,能缓和激动、消除躁动、引起镇静,并促进和维持近似生理性睡眠的药物。多有以下量效关系(图 18-1)。

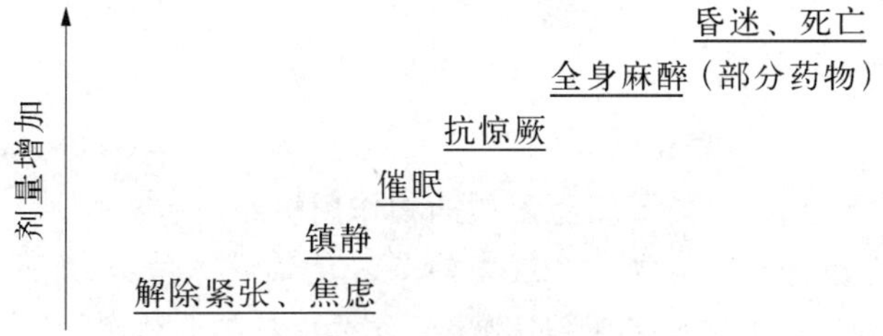

第十八章 镇静催眠药

图 18-1 镇静催眠药的量效关系

地 西 泮

【用药基础】

地西泮又名安定,是20世纪70年代发展最快的一类催眠药——苯二氮䓬类药物的代表药,属于第二类精神药品。此类药物因其适用范围广,安全性好,不良反应轻,故是目前临床上最常用的镇静催眠药及抗焦虑药。

本药口服吸收良好,血浆浓度达高峰的时间为0.5~2 h,肌内注射吸收慢而不规则,静脉滴注后中枢抑制作用出现快,主要在肝脏代谢,有肠肝循环,长期用药有蓄积作用,停药后消除较慢,$t_{1/2}$为20~70 h,最后经肾排泄。

地西泮随剂量增大可产生抗焦虑、镇静、催眠和抗惊厥作用。此外,还有抗癫痫作用和中枢性肌肉松弛作用。

 知识链接

精神药品的概念

精神药品是指直接作用于中枢神经系统,能使之兴奋或抑制,连续使用会产生精神依赖性的药品。分为第一类精神药品和第二类精神药品。

【护理应用】

1. 抗焦虑　小剂量(2.5~5 mg)每日3次应用时可显著改善患者烦躁、不安和紧张等症状。临床用于治疗焦虑症及各种原因引起的焦虑状态。

2. 催眠　需要时5~10 mg睡前服用可缩短睡眠诱导时间,延长睡眠持续时间,减少夜游症、睡眠惊恐、多梦等症状。临床主要用于各种失眠,尤其是对焦虑性失眠疗效更佳。

3. 抗惊厥　地西泮抗惊厥作用强,临床用于破伤风、子痫、小儿高热惊厥和药物中毒性惊厥。成人每次2.5~10 mg,每日2~4次。6个月以上儿童每次0.1 mg/kg,每日3次。肌内或缓慢静脉注射:每次10~20 mg,必要时4 h再重复1次。

4. 抗癫痫　地西泮静脉注射是目前治疗癫痫持续状态的首选方式。开始时静脉注射10 mg,每次间隔10~15 min,可按需重复,达30 mg,需要时可在2~4 h后重复治疗。

5. 解除骨骼肌痉挛　每次2.5~10 mg,每日3~4次,可缓解脑血管意外或脊髓损伤引起的肌强直以及腰肌劳损、内镜检查等所致的肌肉痉挛。

知识链接

苯二氮䓬类药物作用机制

苯二氮䓬类药物能与中枢神经系统内的苯二氮䓬受体结合,促进中枢抑制性递质γ-氨基丁酸(GABA)的释放和突触抑制效应,发挥中枢抑制作用。

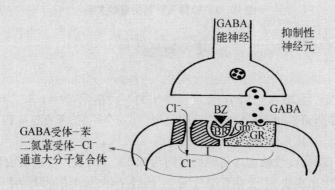

BZ:苯二氮䓬分子; BR:苯二氮䓬受体 I:含Cl^-通道的离子载体; GR:$GABA_1$受体; Gm:GABA调控蛋白 (仿傅绍宣,1989)

【用药监护】

(一)不良反应

地西泮毒性较小,安全范围大。最常见的不良反应是嗜睡、头昏、乏力和记忆力下降,大剂量可致共济失调。静脉注射速度过快或剂量过大可引起呼吸和循环功能的抑制,甚至可致呼吸及心跳停止,同时应用其他中枢抑制药时可显著增强其毒性。偶可引起注射局部疼痛或血栓性静脉炎。

长期应用可产生耐受性、依赖性和成瘾性,停药时可出现快动眼睡眠时相延长的反跳现象和戒断症状,如失眠、焦虑、兴奋、心动过速及震颤,甚至惊厥等。

(二)禁忌证

老年人和小儿应慎用,青光眼、重症肌无力、孕妇、哺乳期妇女禁用。

(三)护理用药注意事项

(1)用药剂量应个体化。一般采用小剂量短期给药和间断用药,有心肺疾病患者,剂量宜小,应观察呼吸、血压、心跳等循环系统表现。用药超过2~3周或停药时应逐渐减量。

(2)地西泮不能直接静脉推注,否则易形成静脉血栓或静脉炎。可以从输液管内缓慢推入,1次剂量勿超过10 mg,以免抑制呼吸。静脉注射24 h量最多不超过40 mg,肌内注射需注入深部肌肉。

(3)地西泮过量,可出现运动失调、头晕等症状,护理人员应注意搀扶患者,避免摔倒。

(4)告知患者用药期间不宜从事高空作业、驾驶汽车、操纵机器等作业,以免发生事故。

(5)地西泮与麻醉性镇痛药合用时,镇痛药用量应减少1/3,尽量选用最小有效剂量。

第十八章 镇静催眠药

(6) 苯二氮䓬类药物中毒,可用氟马西尼(安易醒)鉴别和抢救。

 学习与操作

活动 地西泮的抗惊厥作用(示教或讨论)

【方法】

取家兔2只,称重编号。两兔均由耳缘静脉注射25%尼可刹米注射液0.5 ml/kg,待家兔出现惊厥症状(躁动、角弓反张等)后,甲兔即刻由耳缘静脉注射0.5%地西泮注射液5 mg/kg,乙兔耳静脉注射等容量0.9%氯化钠注射液,观察两兔惊厥有何不同?

【结果】

兔号	体重	25%尼可刹米注射液(ml)	药物	剂量	结果
甲			0.5%地西泮注射液		
乙			0.9%氯化钠注射液		

其他苯二氮䓬类

其他苯二氮䓬类药物的特点如表18-1所示。

表18-1 具有不同特点的其他苯二氮䓬类药物

药物	主要特点
氟西泮	催眠作用好,肝、肾功能不全者慎用,15岁以下儿童禁用
硝西泮	催眠、抗癫痫作用强,服药期间禁酒
阿普唑仑	尚有抗抑郁作用,主要用于焦虑性疾病和抑郁症
三唑仑	作用快,迅速诱导入眠;半衰期短,对睡眠维持困难者疗效不佳,患者可能出现早醒与白天焦虑现象。有抑郁症状的患者慎用

苯巴比妥

巴比妥类药物是最早被使用的镇静催眠药,其中苯巴比妥是巴比妥类药物中相对常用的一个药物。苯巴比妥对中枢神经系统具有普遍性抑制作用,随着给药剂量的增加,其中枢抑制作用逐渐增强,表现为镇静、催眠、抗惊厥和抗癫痫甚至麻醉等作用。

本类药物安全性不及苯二氮䓬类药物,易产生依赖性,且有宿醉反应,临床很少用于催眠。其中苯巴比妥尚可用于抗惊厥及控制癫痫大发作和持续状态,硫喷妥钠可用于静脉麻醉。

知识链接

宿 醉

服用催眠剂量的巴比妥类药物后,次晨可出现头晕、困倦、嗜睡、精神不振及定向障碍等临床症状。

苯巴比妥应用剂量过大(5~20倍催眠剂量)或注射速度过快,可引起不同程度的急性中毒,主要表现为深度昏迷、呼吸高度抑制、血压下降、体温降低、休克以及肾功能衰竭等。呼吸衰竭是急性中毒导致死亡的主要原因。

急性中毒的解救措施:① 清除毒物:可用生理盐水或1∶2 000高锰酸钾溶液洗胃,用10~15 g硫酸钠导泻,静脉滴注碳酸氢钠或乳酸钠碱化体液,从而促进药物排出。也可用利尿脱水药加速药物排泄,对严重中毒病例应采用透析疗法。② 维持呼吸与循环功能的稳定:保持呼吸道通畅和给氧,必要时行人工呼吸,同时可给予呼吸兴奋药或升压药,以维持呼吸和循环功能。

水 合 氯 醛

具有口服吸收快、催眠作用显效快、不缩短快动眼睡眠时相、无宿醉反应等特点。但因其对胃有刺激性,口服极易引起恶心、呕吐等胃肠道反应,现较少用于镇静催眠,主要用于顽固性失眠或对其他催眠药疗效不佳者。大剂量灌肠给药可用于治疗子痫、破伤风以及小儿高热等引起的惊厥。久用也可产生耐受性和成瘾性。

(严祖倍)

第十九章 抗癫痫药和抗惊厥药

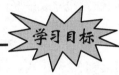

1. 了解癫痫的分型及临床特征。
2. 熟悉苯妥英钠的用药基础。
3. 概述苯妥英钠的不良反应、禁忌证,并说出护理用药的注意事项。
4. 说出卡马西平、丙戊酸钠、乙琥胺、苯巴比妥和硫酸镁用途和不良反应。

第一节 抗癫痫药

癫痫是脑局部病灶的神经元产生阵发性异常高频放电,并向周围脑组织扩散所引起的慢性神经系统疾病,临床表现为突然发作、短暂的运动、感觉功能或精神异常,并且反复发作。根据癫痫发作时的临床症状,可作如下分型(表19-1)。癫痫治疗以药物为主,通过减少病灶神经元的异常放电或阻止其异常放电的扩散,从而控制癫痫的发作。

表19-1 癫痫的分型及临床特征

发作类型	临床特征
局限性发作	
单纯局限性发作	局部肢体运动或感觉异常,可持续20~60 s
复杂性局限性发作(精神运动性发作)	发作时常伴有无意识的活动,如唇抽动、摇头等。每次发作持续0.5~2 min
全身性发作	
失神性发作(小发作)	多见于儿童,短暂的意识突然丧失和动作中断。每次发作约持续30 s
肌阵挛性发作	可发生于婴儿、儿童和青春期,肢体肌群可发生短暂的休克样抽动
强直-阵挛性发作(大发作)	意识突然丧失,全身强直-阵挛性抽搐,数分钟后中枢神经系统功能进入全面抑制
癫痫持续状态	指大发作持续状态,反复抽搐,持续昏迷,不及时抢救可危及生命

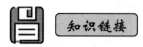

知识链接

苯妥英钠抗癫痫作用机制

其作用机制主要是稳定神经细胞膜,抑制 Na^+ 和 Ca^{2+} 的内流,从而降低细胞膜的兴奋性,阻止癫痫病灶异常高频放电向周围正常脑组织扩散(对低频放电无明显影响),而不是直接抑制病灶局部的高频放电。

苯 妥 英 钠

【用药基础】

又名大仑丁,口服吸收缓慢而不规则,个体差异明显。本药具有抗癫痫、抗外周神经痛和抗心律失常等作用。抗癫痫作用特点是选择性较强,对大发作、局限性发作疗效最好(首选),对小发作(失神性发作)无效甚至可诱发其发作。

【护理应用】

抗癫痫治疗从小剂量开始逐渐增量,口服每次 50~100 mg,每日 2~3 次,1 次极量 300 mg,1 日极量 500 mg。癫痫持续状态治疗用 150~250 mg 加 5% 葡萄糖溶液 20~40 ml,6~10 min 内缓慢静脉注射。

苯妥英钠也可治疗中枢疼痛综合征,对三叉神经痛疗效最好,口服每次 100~200 mg,每日 2~3 次,服药后 1~2 d 见效,疼痛减轻,发作次数减少,直至完全消失;对坐骨神经痛、舌咽神经痛也有一定疗效。

本药也可治疗室性心律失常,对洋地黄所致室性心律失常的疗效较佳。

【用药监护】

(1) 本药呈强碱性,局部刺激性大。口服可引起食欲减退、恶心、呕吐和腹痛等胃肠道症状,应告诉患者饭后服用,以减少消化道症状;不宜作肌内注射,否则注射部位可产生硬结,影响吸收;静脉注射要稀释,否则易形成静脉炎;不可与其他药混合,不可静脉滴注以防沉淀。

(2) 苯妥英钠过量或应用时间过久可出现神经系统不良反应,表现为眼球震颤、复视及共济失调等,甚至出现语言障碍、精神错乱以及昏睡和昏迷等。应告诉患者不宜从事危险性的作业,如驾驶、高空作业等;应避免去危险处,如河边、火旁等,以免突然发作遭受意外伤害;避免暴饮暴食及情绪波动,勿受凉防感染,以免诱发癫痫发作。

(3) 长期用药者不可突然停药,也不可突然换服另一种抗癫痫药,以免引起发作加剧,甚至诱发癫痫持续状态。

(4) 注射剂呈微黄尚可用,浑浊时不可用。用药后可能有粉红-红-红棕色尿,告知患者无妨。

(5) 其他

1) 妊娠早期用药偶致畸胎,如小头症、弱智、斜视、腭裂等,称为"胎儿苯妥英钠综合征",故孕妇慎用。

2) 过敏反应可引起皮肤瘙痒、皮疹、粒细胞和血小板减少、再生障碍性贫血等,偶见肝脏

第十九章 抗癫痫药和抗惊厥药

损害。用药期间应定期查血常规和肝功能,如有异常应及时停药。

3) 小儿易引起牙龈增生,应告诉患者保持口腔卫生,经常按摩牙龈。

4) 长期用药还可导致叶酸缺乏,引起巨幼红细胞性贫血,可用甲酰四氢叶酸治疗。

5) 苯妥英钠是影响女性容貌最严重的抗癫痫药物,如可引起面部皮肤变粗糙、多毛等,因此应事先告知妇女特别是年轻女性。

卡 马 西 平

对于各种类型的癫痫均有效,为广谱抗癫痫药物,对局限性(包括单纯和复杂性)发作疗效好(首选),对大发作也有较好疗效,也可用于控制癫痫并发的精神症状和锂盐治疗无效的躁狂、抑郁症。治疗中枢疼痛综合征的疗效优于苯妥英钠。

卡马西平常见的不良反应有眩晕、视力模糊、恶心、呕吐等,少数患者可出现共济失调、手指震颤、皮疹等。偶见的严重不良反应有骨髓抑制和肝损害,用药期间应定期检查血象和肝功能。

丙 戊 酸 钠

为广谱抗癫痫药,对各种类型的癫痫均有一定疗效。临床上对大发作的疗效不及苯妥英钠、苯巴比妥,对小发作疗效虽优于乙琥胺,但因其具有肝脏毒性,一般不作首选药应用。是大发作合并小发作的首选药。

丙戊酸钠的不良反应较轻,常见的有恶心、呕吐和食欲减退等胃肠道反应,也可见嗜睡、平衡失调、乏力、精神不集中、不安和震颤等中枢神经系统的反应。严重的毒性反应为肝功能损害,因其发生率高,故用药期间应定期检查肝功能。孕妇慎用。

 知识链接

抗癫痫药的合理应用

癫痫是一类慢性和反复发作性疾病,需长期甚至终生用药控制,因此合理选择和应用抗癫痫药物十分重要。

(1) 单纯型癫痫选用一种有效药即可,一般的癫痫大发作首选苯妥英钠,也可应用苯巴比妥、卡马西平等;小发作首选乙琥胺等;癫痫持续状态首选地西泮静脉注射。抗癫痫药物的应用一般先从小剂量开始,逐渐增加剂量,直至达到理想疗效时维持治疗。

(2) 混合型癫痫可联合应用抗癫痫药物或广谱抗癫痫药,如大发作合并小发作可选用丙戊酸钠,但应注意药物的相互作用。

(3) 1年内偶发1~2次者,一般无需应用药物预防。

(4) 在治疗过程中不应随意更换药物或停药,即使症状完全控制后,也至少维持用药2~3年后再逐渐停药,否则会导致复发。

(5) 长期应用抗癫痫药物时,需注意毒副作用的发生,应定期进行相应的临床检验和观察。

乙 琥 胺

乙琥胺临床主要用于治疗小发作(失神性发作),为防治小发作的首选药。对其他类型癫痫无效。其常见不良反应为胃肠道反应、中枢神经系统症状(如头痛、头晕、困倦、嗜睡及欣快等)。对有精神病史者可引起精神行为的异常。偶见嗜酸性粒细胞增多症或粒细胞缺乏症,严重者可发生再生障碍性贫血,用药期间应勤查血象。

苯 巴 比 妥

是临床用于抗癫痫的第1个有机化合物,其因起效快、疗效好、毒性小和价格低廉至今仍广泛应用。

临床上主要用于防治癫痫大发作及治疗癫痫持续状态,对单纯局限性发作及精神运动性发作也有效,但对小发作、婴儿痉挛效果差。

学习与操作

活动　治疗癫痫的选药方法

观察癫痫发作的临床症状,并说明治疗不同类型的癫痫如何选药。

癫痫类型	选用药物

第二节　抗惊厥药

惊厥是中枢神经系统过度兴奋的一种症状,表现为全身骨骼肌强烈而不随意的收缩,多见于小儿高热、子痫、破伤风、癫痫大发作及某些药物中毒等。临床常用苯巴比妥、地西泮或水合氯醛治疗,也可注射硫酸镁。本节仅介绍硫酸镁。

硫 酸 镁

口服给药很少吸收,仅具有泻下和利胆作用;注射则可引起骨骼肌松弛、血管扩张和血压下降,同时产生中枢抑制作用。临床上主要用于缓解子痫、破伤风等引起的惊厥,也可用于高血压危象。

硫酸镁过量导致血镁过高时,可引起呼吸抑制、血压剧降,甚至死亡。腱反射消失是呼吸抑制的先兆,故用药期间应经常检查腱反射。药物过量中毒时应立即实施人工呼吸,并缓慢静脉注射氯化钙或葡萄糖酸钙进行抢救,以拮抗 Mg^{2+} 的作用。

(严祖倍)

第二十章 抗精神失常药

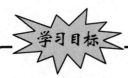

1. 了解抗精神失常药的分类。
2. 熟悉氯丙嗪的用药基础。
3. 掌握氯丙嗪的护理应用和用药监护。
4. 熟悉碳酸锂的作用特点及应用。
5. 熟悉丙米嗪的作用特点及应用。

 知识链接

抗精神失常药的分类及代表药	
分　类	代　表　药
抗精神病药	氯丙嗪
抗躁狂症药物	碳酸锂
抗抑郁症药物	丙米嗪
抗焦虑药	地西泮

第一节　抗精神病药

精神分裂症是以思维、情感、行为之间不协调为主要特征,表现为精神活动与现实相脱离的一类精神病。临床主要应用抗精神病药物治疗。

 知识链接

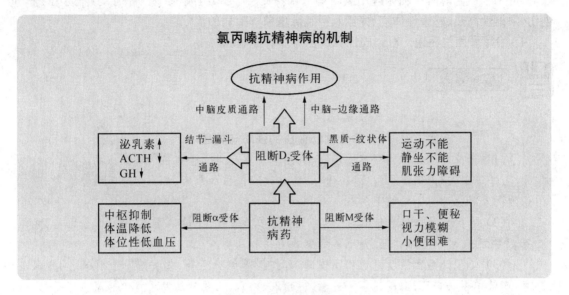

氯丙嗪抗精神病的机制

氯 丙 嗪

【用药基础】

1. 中枢神经系统作用　抗精神病作用,又称为神经安定作用;加强中枢抑制药的作用,如镇静催眠药、麻醉及镇痛药的作用;镇吐作用;使机体的体温随外界环境温度的变化而变化,表现为不仅降低发热者的体温,而且能降低正常体温,又可使体温高于正常体温;锥体外系反应。

2. 自主神经系统作用　氯丙嗪阻断 α 受体,同时能抑制血管运动中枢,并直接舒张血管平滑肌,其结果可导致血管扩张、血压下降。氯丙嗪阻断 M 受体的作用弱。

3. 内分泌和代谢作用　刺激催乳素分泌,临床可见闭经、溢乳和男性乳房增大。

 知识链接

氯丙嗪镇吐的机制

小剂量:阻断延髓催吐化学感受区的 D_2 受体。

大剂量:直接抑制呕吐中枢。

【护理应用】

1. 治疗精神分裂症　氯丙嗪治疗精神分裂症,从小剂量开始,轻症一般每日 300 mg,中症每日 450~500 mg,重症每日 600~800 mg,症状控制后渐减至维持量每日 50~100 mg。拒服药时,可用 25~100 mg/次,加入 20 ml 25% 葡萄糖溶液中,缓慢静脉推注。

2. 镇吐　氯丙嗪对药物(如强心苷和吗啡等)、胃肠炎、尿毒症、放射病及恶性肿瘤等引起的呕吐具有明显的镇吐作用。也可用于妊娠呕吐。但氯丙嗪对晕动症引起的呕吐无效。

3. 低温麻醉及人工冬眠　配合物理降温(冰浴等)应用氯丙嗪使患者体温降至正常体温以下,可用于低温麻醉。临床应用氯丙嗪与哌替啶、异丙嗪组成"冬眠"合剂,多辅助用于严重创伤、中枢性高热、感染性休克、惊厥及甲状腺危象等疾病的治疗。

4. 治疗顽固性呃逆　对顽固性呃逆也有显著疗效。

 知识链接

体位性低血压的预防与处理

(1) 治疗初期应密切观察血压变化,注意观察有无发生体位性低血压的趋势,如头晕、心悸等。注射给药后嘱患者卧床休息,在改变体位如起床、如厕站起时动作要慢,当感到头晕时立即坐下或躺下。

(2) 一旦发生体位性低血压,立即让患者就地平卧或抬高下肢30°,报告医生,给患者测血压,观察生命体征,并准备好急救用品和药物。

(3) 如平卧后血压及意识仍不恢复,可按医嘱给升压药,如去甲肾上腺素、间羟胺等,或给中枢兴奋药,血压持续不升者,应输液、给氧,注意禁忌使用肾上腺素。

 知识链接

锥体外系反应的表现

1. 帕金森综合征　患者有肌张力增高、面容呆板、动作迟缓、肌肉震颤及流涎等。
2. 静坐不能　患者坐立不安、反复徘徊。
3. 急性肌张力障碍　患者舌、面、颈及背部肌肉痉挛,出现强迫性张口、伸舌、斜颈、呼吸运动障碍及吞咽困难等。
4. 迟发性运动障碍　患者口-面部产生不自主的刻板运动,出现吸吮、舔舌、咀嚼即口-舌-颊三联征等。

【用药监护】

1. 用量与用法　氯丙嗪25～50 mg与等量异丙嗪混合后深部肌内注射或静脉滴注,用于临床急诊或急性期治疗,可快速有效地控制患者的兴奋和急性精神病性症状。

2. 一般不良反应　氯丙嗪的局部刺激性强。氯丙嗪的中枢抑制作用可产生嗜睡、淡漠及疲乏无力等症状;阻断M受体引起口干、无汗、眼内压升高、视力模糊及便秘等症状;阻断α受体的症状有鼻塞、血压下降及反射性心悸等。注射给药后易出现体位性低血压。

3. 锥体外系反应　为长期大剂量应用氯丙嗪时最常见的不良反应。可用中枢抗胆碱药缓解;当发现迟发性运动障碍时,建议医生停药。

第二十章 抗精神失常药

4. **过敏反应** 可见皮疹、接触性皮炎等，偶见肝损害、黄疸、溶血性贫血和再生障碍性贫血等。对出现剥脱性皮炎的患者，要实行保护性隔离。病室保持一定温度，定期空气消毒，防止合并感染。与患者皮肤接触的被服用品要经过高压灭菌后使用，对有渗出的伤面可用2%硼酸水或0.5%雷夫努尔液湿敷。

5. **心血管系统反应** 可表现为心电图的异常，有P-R间期或Q-T间期延长，T波低平或倒置，甚至心动过速、室性心律失常等。此时应立即对症治疗。

6. **内分泌系统反应** 长期用药还会引起乳腺增大、泌乳、闭经、抑制儿童生长等内分泌系统的紊乱。

7. **其他反应** 少数患者可出现癫痫或惊厥；也能引起精神异常。

8. **急性中毒** 1次吞服大剂量氯丙嗪即可致急性中毒，患者表现为昏睡、血压下降至休克水平，并出现心动过速及心电图异常。抢救要及时，抢救后一般血压渐回升，少数患者可能出现"回跳"现象，即重新陷入错迷或休克。因此，在抢救平稳后，要严密观察2~3 d。

9. **禁忌证** 氯丙嗪禁用于青光眼、乳腺增生症及乳腺癌患者。有癫痫史者应慎用。

知识链接

> **抗精神失常药发药的注意事项**
> （1）发药时不可放在桌上或交给患者，必须亲自看见患者将药咽下，防止患者藏药或吐药，也防止其他患者将药误服。
> （2）发现患者有藏药或吐药现象时，应及时检查患者衣服，将被藏或吐出的药品收回，防止发生意外，并应详细交班，严密观察。及时通知医生采取必要的措施。

舒 必 利

对紧张型精神分裂症疗效佳，对长期应用其他药物无效的难治性病例也有一定疗效。锥体外系不良反应较轻。片剂，100 mg。开始剂量通常为每日300~600 mg，1周内增至600~1 200 mg。

氯 氮 平

抗精神病作用强，可用于其他药物无效的病例。其突出优点是几乎无锥体外系反应。严重的不良反应为粒细胞减少，甚至粒细胞缺乏。片剂，25 mg，开始剂量为每日50~100 mg，分2~3次服，逐渐递增，最高达每日600~800 mg，维持量每日100 mg。

第二节 抗躁狂抑郁症药

躁狂抑郁症是一种情感障碍性精神病，可表现为躁狂发作或抑郁发作，也可两者交替发作。

碳酸锂

【用药基础】

目前只有口服制剂,胃肠道吸收很快,2~4 h 血药浓度达高峰,6~8 h 完全吸收。治疗剂量对正常人的精神及行为活动无明显影响。但对躁狂症患者可使其情感、思维及言语动作等恢复正常,尤其对急性躁狂和轻度躁狂症的疗效显著。

【护理应用】

主要对躁狂症,特别对双相躁狂抑郁症疗效好,也可用于治疗精神分裂症、经前期综合征、儿童多动症等。急性期应住院治疗,每日 1 000~2 500 mg,每日 3 次。维持治疗多在门诊进行,剂量每日 400~1 000 mg,应在饭后给药,最好用盐水或菜汤服药。

【用药监护】

不良反应可分为治疗初期、后期和中毒三方面。

1. 初期不良反应 1~2 周内出现,有恶心、呕吐、腹疼、腹泻、双手细颤、乏力、头晕、心悸及皮疹等。出现上述症状应及时报告医生,注意缓慢增加药量,可白天少服药,晚间多服药。嘱患者多饮水。设法补充水分及钠盐,食盐摄入量每日不少于 3 g,以利锂盐的排出。

2. 后期不良反应 体重增加可不必特殊处理;多尿、烦渴和尿崩症样综合征时应通知医生停药;锂盐可引起甲状腺功能改变,密切观察有无甲低症状。少数患者自觉疲乏无力、记忆力减退、感觉生活乏味、无兴趣等,减药或停药可好转,还可出现低血压、心律不齐及心电图改变,应定期检查。

3. 锂中毒 治疗量的血药浓度为 0.8~1.2 mmol/L,当血药浓度超过 2 mmol/L 时,即可出现中毒症状。开始用药时可有胃肠道症状、疲乏、震颤、口干、多尿等,继续用药一般可逐渐减轻症状,仅震颤持续存在。较严重的中毒反应包括精神紊乱、肌张力增高、反射亢进、明显震颤、惊厥,直至意识障碍、昏迷及死亡。锂盐中毒应静脉给予生理盐水以加速锂盐的排泄。

应密切注意患者血锂浓度检查结果,一般血锂浓度不宜超过 1.4 mmol/L,若超过 2 mmol/L 容易产生中毒。锂盐治疗的患者应每半个月查血锂浓度 1 次,每月查肾廓清试验 1 次。

第三节 抗抑郁药

丙 米 嗪

【用药基础】

1. 中枢神经系统 正常人应用治疗量的丙米嗪后可出现头晕、目眩、安静、困倦和血压稍降,以及口干、视力模糊等反应,连续应用后症状可能加重,导致注意力不集中和思维能力的下降。但抑郁症患者连续用药后,则可出现情绪提高、精神振奋和言语动作恢复正常的现象,一般连续应用 2~3 周后疗效显著,故不宜作为应急治疗用药。

2. 自主神经系统 治疗量丙米嗪能明显阻断 M 受体,产生视力模糊、口干、便秘和尿潴留等阿托品样症状。

3. 心血管系统 治疗量丙米嗪可降低血压,引起心动过速等心律失常,并对心肌具有奎

第二十章 抗精神失常药

尼丁样的直接抑制效应。心电图显示T波倒置或低平。

【护理应用】

1. 治疗抑郁症　临床用于治疗各种原因引起的抑郁症,其中对内源性抑郁症、更年期抑郁症及反应性抑郁症效果较好,对精神分裂症的抑郁症状效果较差。

2. 治疗儿童遗尿症　可试用于儿童遗尿症的治疗。

【用药监护】

(1) 一般在2周左右产生疗效,有效巩固治疗不应低于4~8周。

(2) 不良反应可表现为口干、扩瞳、视力模糊、便秘、排尿困难和心动过速等,还可出现无力、肌肉震颤等症状。偶见粒细胞缺乏等过敏反应。

(3) 前列腺肥大及青光眼患者禁用,原有心血管疾病者慎用。

阿 米 替 林

药理作用及临床应用与丙米嗪相似,对5-HT再摄取的抑制作用较强,具有明显的镇静和抗胆碱作用。不良反应与丙米嗪相似但较严重。

氟 西 汀

临床主要用于脑内5-HT缺乏所致的抑郁症,也可用于病因不明而其他药物疗效不佳或不能耐受其他药物的抑郁症患者。不良反应偶见恶心、呕吐、头痛、乏力、失眠、厌食、体重下降、震颤、惊厥等。肝、肾功能不全者慎用。心血管疾病和糖尿病患者也应慎用。

第四节　抗焦虑症药

焦虑症是一种以急性焦虑反复发作为临床特征、伴有自主神经系统功能紊乱的疾病。目前临床常用的药物有苯二氮䓬类。

学习与操作

活动　临床用药分析

某患者,女性,28岁。表现为情感淡漠、抑郁等症状,临床诊断为精神分裂症。医生开写了下列处方,请分析该处方是否合理,为什么?

处方:氯丙嗪片 12.5 mg×30

用法:1次25 mg,每日3次

(包辉英)

第二十一章 镇痛药

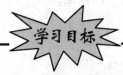

1. 了解吗啡的体内过程。
2. 熟悉吗啡的作用。
3. 掌握吗啡的护理应用和用药监护。
4. 掌握哌替啶的作用特点和用途。
5. 了解罗通定的作用特点。

 知识链接

疼痛的分类及特点

疼痛是多种疾病的临床症状,是伤害性刺激作用于机体后引起的保护性反应,疼痛可分为剧痛(如严重创伤、战伤、烧伤、晚期癌症疼痛及某些内脏绞痛)、钝痛(如牙痛、头痛、神经痛、肌肉痛、关节痛和月经痛等)。镇痛药是一类作用于中枢神经系统,能选择性缓解或消除疼痛,同时减轻不愉快情绪反应,临床上用于剧痛治疗的药物。长期应用可导致耐受性、依赖性和成瘾性,故又被称为麻醉性镇痛药,其中多数药物属于麻醉品管理的范畴。

【用药基础】
(一)体内过程

吗啡采用口服或注射给药。吸收后可分布于全身各组织器官。仅少量透过血-脑屏障进入中枢神经系统。吗啡可通过胎盘进入胎儿体内。主要经肝脏代谢、经肾脏排泄,也可自乳汁及胆汁排出。

知识链接

鸦片的特点

吗啡是鸦片所含的主要生物碱,含量约为10%。鸦片(阿片)是植物罂粟(如图)未成熟果实的白色乳状浆汁的干燥物,初为棕色胶状,经脱水成为粉末。阿片含有20多种生物碱。

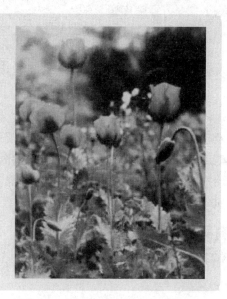

(二) 作用

1. 中枢神经系统

(1) 镇痛、镇静作用。吗啡具有强大的选择性镇痛作用。皮下注射 5～10 mg 能明显减轻或消除各种疼痛;对慢性、持续性钝痛的疗效优于急性、间断性的锐痛;具有镇静作用,能消除患者伴有的不愉快情绪反应;可引起欣快感,是患者追求用药导致成瘾的原因。

(2) 抑制呼吸。治疗剂量的吗啡能使呼吸频率减慢,潮气量减小。对 CO_2 的敏感性降低,随着剂量增加,急性中毒可致呼吸频率进一步减慢至 3～4 次/min,甚至呼吸骤停。

(3) 镇咳作用。治疗量的吗啡可抑制咳嗽中枢产生较强的镇咳作用。

(4) 缩瞳作用。吗啡具有缩瞳作用,中毒特征为针尖样瞳孔。也可导致恶心和呕吐等。

2. 心血管系统　治疗量的吗啡能扩张动脉和静脉,易致体位性低血压。此外,吗啡抑制呼吸可致体内 CO_2 潴留而使脑血管扩张,颅内压升高。

3. 各系统平滑肌

(1) 胃肠道:减慢蠕动,抑制消化液分泌和排便反射,产生止泻和引起便秘。

(2) 胆道:使胆道奥狄括约肌痉挛性收缩,胆道排空受阻,胆囊内压力提高。

(3) 膀胱:使膀胱括约肌收缩,导致尿潴留。

(4) 支气管:大剂量时使支气管平滑肌收缩。

4. 其他　吗啡对机体免疫功能有抑制作用;长期给药可出现耐受性。

三级阶梯止痛方法

1. 轻度疼痛　非阿片类止痛药＋辅助药物
2. 中度疼痛　弱阿片类＋非阿片类止痛药＋辅助药物
3. 重度疼痛　强阿片类＋非阿片类止痛药＋辅助药物

【护理应用】

1. 镇痛　吗啡主要用于治疗急性锐痛,尤其对其他镇痛药无效的疼痛,如严重创伤、骨折及晚期恶性肿瘤疼痛等效果好。对胆绞痛和肾绞痛等内脏绞痛需合用阿托品等 M 受体阻断药。吗啡因具有镇静、减轻疼痛及扩张外周血管的作用,可用于心肌梗死引起的心前区剧痛的治疗,但用药的前提是血压必须在正常水平。吗啡镇痛常用治疗量为每次 5～10 mg,皮下或肌内注射给药,每日 3～4 次。

吗啡治疗心源性哮喘的机制

（1）因具镇静作用和能产生欣快感,可减轻患者由烦躁情绪和恐惧心理引起的心率加快、呼吸次数增多、心脏负担加重以及心肌耗氧量的增加等;

（2）抑制呼吸中枢对 CO_2 的敏感性,使呼吸由浅快变为深慢,利于机体摄取更多的氧;

（3）通过扩张血管,减少静脉回心血量,减轻心脏负担。

2. 心源性哮喘　心源性哮喘是急性左心衰竭引起的肺水肿,患者因肺换气功能降低出现呼吸困难、烦躁和有窒息感等症状。

3. 其他　止咳、止泻。

【用药监护】

1. 一般不良反应　治疗量吗啡引起的一般不良反应可有嗜睡、眩晕、皮肤潮红、荨麻疹、上腹不适、恶心和呕吐、便秘、尿潴留、呼吸抑制、胆绞痛、体位性低血压及免疫抑制等。若用药过程出现腹胀、便秘等不良反应。应鼓励患者多食粗粮,多饮水,并可用些缓泻剂。

2. 耐受性　吗啡易产生耐受性,初始用量宜选小剂量(约半个治疗量),逐渐加大以找到最佳有效剂量,各种止痛药交替使用,可延缓耐受性发生。

3. 成瘾性　治疗量每日 3 次,连续用药 1～2 周就可能产生成瘾,表现为躯体的依赖性,一旦停药可出现戒断症状,包括失眠、流泪、流涕、出汗、兴奋、震颤、呕吐、腹泻等,甚至意识丧失,患者有明显的强迫性觅药行为。每次给药间隔时间至少 4 h,间隔太短易引起蓄积中毒或成瘾,反复用药更须注意掌握用药间隔时间。

第二十一章 镇 痛 药

 知识链接

吗啡中毒急救措施

（1）用 1∶2 000 高锰酸钾液洗胃，或催吐。
（2）胃管内注入或喂食硫酸钠 15～30 g 导泻，促进毒物排出。
（3）如系皮下注射时，应迅速用橡皮带或布带扎紧注射部位的上方，同时冷敷注射部位，以延缓毒物吸收。结扎部位应每 20～30 min 间歇放松 1～2 min，不能连续结扎。
（4）呼吸困难缺氧应持续人工呼吸并给氧，及时吸氧保持呼吸道通畅。
（5）用解毒药需遵医嘱方能使用，如纳洛芬、纳洛酮肌内注射等。

4. 急性中毒　吗啡过量导致急性中毒，可表现为昏迷、少尿、血压下降、体温降低、瞳孔极度缩小（可呈针尖样瞳孔）甚至呼吸高度抑制导致死亡等。用药过程应密切观察患者依赖性和耐受性的发生，并注意观察早期中毒症状，如呼吸抑制（10～20 次/min）、瞳孔缩小、嗜睡不醒等，出现这些症状应及时停药并报告医生。

5. 禁忌证　吗啡禁用于颅脑外伤及颅内占位性病变者；禁用于分娩止痛、哺乳期妇女及新生儿；支气管哮喘、痰液过多、肺心病、昏迷及休克者禁用。

6. 处方　使用专用麻醉处方应严格按照麻醉药品管理条例的规定保管和使用本类药物。

哌 替 啶

哌替啶是临床常用的镇痛剂。一般采用皮下注射或肌内注射给药。其镇痛作用是吗啡的 1/10，但等效剂量的哌替啶可有与吗啡相同的镇痛、镇静和呼吸抑制作用。主要用途为镇痛、麻醉前给药、人工冬眠和心源性哮喘。对胃肠道、胆道的作用轻于吗啡。无止咳作用。可用于分娩止痛。有时有欣快感，也有成瘾性。不良反应与吗啡相似，中毒可用纳洛酮对抗。

罗 通 定

罗通定口服吸收较好，镇痛作用强于解热镇痛药，对慢性钝痛及内脏痛的疗效好，临床主要用于缓解一般性头痛、脑震荡后头痛及内脏痛等。无明显成瘾性。临床治疗量一般无严重不良反应，但大剂量可见呼吸抑制。

 学习与操作

活动一　镇痛药的镇痛作用

【目的】
观察镇痛药的镇痛作用，并联系其临床应用。

【动物】

小鼠6只,每只20 g左右。

【药品】

0.2%哌替啶溶液、0.2%罗通定、0.9%氯化钠注射液、0.6%醋酸。

【器材】

注射器1 ml(4支)、托盘天平1台、大烧杯3个、秒表1块。

【方法】

取小鼠6只,称重后分为甲、乙、丙3组,每组2只。甲组腹腔注射0.2%哌替啶溶液0.1 ml/10 g,乙组腹腔注射0.2%罗通定溶液0.1 ml/10 g,丙组腹腔注射0.9%氯化钠注射液0.1 ml/10 g作对照。给药30 min后,各鼠腹腔注射0.6%醋酸0.2 ml/只,随即观察10 min内出现扭体反应的动物数。扭体反应表现为腹部内凹、后腿伸张、躯体扭曲、臀部抬高。实验完毕后,将各组的实验结果写在黑板上,综合全班的实验结果,计算出药物的镇痛百分率。

【结果】

组别	鼠数	药物	扭体反应鼠数	无扭体反应鼠数
甲组				
乙组				
丙组				

$$药物镇痛百分率 = \frac{实验组无扭体反应鼠数 - 对照组无扭体反应鼠数}{对照组有扭体反应鼠数} \times 100\%$$

活动二 临床用药分析

某患者,男性,65岁。患晚期肝癌,近期出现轻度疼痛,医生开写了下列处方。请分析该处方是否合理,为什么?

处方:

盐酸吗啡注射剂 5 mg×3

用法:需要时1次5 mg,皮下注射

(包辉英)

第二十二章 解热镇痛抗炎药

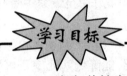

1. 理解解热镇痛抗炎药的药理作用。
2. 熟悉阿司匹林的用药基础。
3. 掌握阿司匹林的护理应用、用药监护。
4. 了解其他常用解热镇痛抗炎药的特点。

 知识链接

解热镇痛抗炎药的药理作用

1. **解热作用** 通过抑制中枢前列腺素(PG)合成而发挥解热作用的。
2. **镇痛作用** 作用部位主要在外周神经系统。
3. **抗炎作用** 大多数都有抗炎作用,对控制风湿性及类风湿关节炎的症状有肯定疗效,但不能根治,也不能防止疾病发展及并发症的发生。

阿 司 匹 林

【用药基础】
1. **解热镇痛及抗炎抗风湿** 阿司匹林解热、镇痛作用较强;抗炎抗风湿作用也较强。
2. **抑制血小板聚集** 低浓度阿司匹林可抑制血小板中 TXA_2 的生成,从而抗血小板聚集及抗血栓形成。

知识链接

阿司匹林哮喘的特点

在服用阿司匹林或其他解热镇痛药后数分钟或数小时引起支气管收缩反应,持续时间一般为数小时至数日。多数患者伴有鼻塞、流涕、面色潮红,严重者意识障碍,少数患者可出现荨麻疹和血管神经性水肿。

【护理应用】

1. **镇痛** 常用于头痛、牙痛、肌肉痛、神经痛、痛经及感冒发热等。

2. **急性风湿热** 急性风湿热患者用药后于 24~48 h 内退热,关节红、肿及剧痛也明显缓解,由于控制急性风湿热的疗效迅速而确实,故也可用于鉴别诊断。对类风湿关节炎也可迅速镇痛,消退关节炎症,减轻关节损伤,目前仍是首选药。用于抗风湿最好用至最大耐受剂量,一般成人每日 3~5 g,分 4 次于饭后服。

3. **心绞痛及心肌梗死** 采用小剂量阿司匹林(每次 50~100 mg)用于防止血栓形成。治疗缺血性心脏病包括稳定型、不稳定型心绞痛及进展性心肌梗死,能降低病死率及再梗死发生率。

【用药监护】

(一) 不良反应

1. **胃肠道反应** 最常见。口服可直接刺激胃黏膜,引起上腹不适、恶心、呕吐。长期或大剂量服用可引起胃溃疡及不易察觉的胃出血;原有溃疡病者,症状加重。

2. **过敏反应** 偶见皮疹、荨麻疹、血管神经性水肿、过敏性休克和阿司匹林哮喘。

3. **凝血障碍** 一般剂量阿司匹林就可抑制血小板聚集,延长出血时间。大剂量(5 g/d 以上)或长期服用,还能抑制凝血酶原形成,延长凝血酶原时间,维生素 K 可以预防。严重肝损害、低凝血酶原血症、维生素 K 缺乏等均应避免服用阿司匹林。

4. **水杨酸反应** 阿司匹林剂量过大(每日 5 g 以上)时,可出现头痛、眩晕、恶心、呕吐、耳鸣、视力、听力减退,总称为水杨酸反应,是水杨酸类中毒的表现。

5. **瑞夷综合征** 据国外报道患病毒性感染伴有发热的儿童或青年服用阿司匹林后有发生瑞夷综合征的危险,表现为严重肝功能不良合并脑病,虽少见,但可致死,宜慎用。

(二) 禁忌证

孕妇或有严重肝肾功能损害者,禁用或慎用本类药物。

(三) 护理用药注意事项

(1) 在应用阿司匹林等药物前,应询问患者有无过敏史,若一旦出现过敏哮喘症状,可用抗组胺类药物治疗。

(2) 手术前 1 周应停用。长期大剂量应用阿司匹林者,应注意观察有无瘀斑、黏膜出血或各腔道出血情况。

(3) 阿司匹林不应任意和碳酸氢钠合用,需按医嘱使用。

(4) 应用解热药治疗高烧退热时,需每小时观察 1 次体温,并要防止患者出汗太多致虚脱,体弱者和老年人尤应注意,并加强护理措施,如勤给患者擦汗、换内衣、多饮水等。

 知识链接

对乙酰氨基酚药物相互作用

(1) 在长期饮酒或应用其他肝酶诱导剂,尤其是应用巴比妥类或抗惊厥药的患者,长期使用本品时,更有发生肝脏毒性的危险。

(2) 本品与氯霉素合用,可延长后者的半衰期,增强其毒性。

(3) 与抗凝血药合用,可增强抗凝血作用,故要调整抗凝血药的用量。

(4) 长期、大量与阿司匹林及其他非甾体抗炎药合用时,有明显增加肾毒性的危险。

(5) 本品与抗病毒药齐多夫定合用时,可增加其毒性,应避免同时应用。

对乙酰氨基酚

解热镇痛作用较强而抗炎抗风湿作用较弱。用于治疗感冒发热、神经痛、肌肉痛、偏头痛、痛经或对阿司匹林过敏者。本品不宜长期应用,退热疗程一般不超过 3 d,镇痛不宜超过 10 d。不良反应偶有过敏反应,如皮疹、药热及黏膜损害;过量可引起急性中毒性肝坏死;长期应用可导致药物依赖和肾损害。

保泰松

具有抗炎、镇痛和抗风湿作用,其抗炎作用较强而镇痛作用较弱。主要用于风湿性及类风湿关节炎,强直性脊柱炎等,对急性期疗效好,也可用于急性痛风和某些发热症状,如血吸虫病、血丝虫病、结核、肿瘤等。有消化道反应、水钠潴留、过敏反应及肾损害等。

羟基保泰松

作用与保泰松相似,消炎抗风湿作用强,而抗痛风作用弱。可用于风湿性疾病,如强直性脊柱炎、骨关节炎、类风湿关节炎等。不良反应同保泰松。

吲哚美辛

是最强的前列腺素合成抑制剂之一,具有抗炎、解热并对炎性疼痛有明显的镇痛作用。用于急性风湿性和类风湿关节炎,疗效似保泰松。对强直性脊柱炎、骨关节炎也有效,对癌性发热有解热效应。常见不良反应有恶心、呕吐、食欲减退、腹痛腹泻、诱发加重溃疡等症状;中枢反应可见头痛、眩晕、精神失常等。偶见造血功能抑制、肝损害及过敏反应如皮疹、哮喘等。

布 洛 芬

用于轻中度疼痛,如痛经、偏头痛、血管性头痛、手术后疼痛,风湿性疾病如强直性脊柱炎、骨关节炎、类风湿疾病等。常见不良反应有轻度消化不良、转氨酶升高、皮疹、头痛,偶见溃疡病加重等。

氯 芬 那 酸

能抑制前列腺素合成而具有解热、镇痛和抗炎作用。主要用于风湿性和类风湿关节炎。氯芬那酸的不良反应较少,常见头晕、头痛及胃肠道反应。

 知识链接

合理使用解热镇痛药的原则

(1) 本类药物中以阿司匹林、对乙酰氨基酚等解热作用较好;对炎症导致的疼痛,以吲哚美辛较好;对抗风湿,以阿司匹林、吲哚美辛较强。另外解热镇痛药常与组胺拮抗剂、中枢镇静药、镇咳药、抗病毒药等组成复方制剂,用于感冒的对症治疗。

(2) 应用解热镇痛药属于对症治疗,并不能解除疾病的致病原因,由于用药后改变了体温,可掩盖病情,影响疾病的诊断,应引以重视。但由于它只对疼痛的症状有治疗作用,不能解除疼痛的致病原因,也不能防止疾病的发展和预防合并症的发生,故不宜长期服用。

(3) 发热是人体的一种保护性反应,当体温升高时,有利于炎症的修复。但另一方面可引起惊厥,年老者、体弱者在高热骤然下降时,有可能引起虚脱。故在应用本类药物时,应严格掌握用量,避免滥用,老年人应适当减量,并注意间隔一定的时间(4~6 h),同时在解热时,多饮水和及时补充电解质。

(4) 为避免药品对胃肠道的刺激,应在餐后服药,不宜空腹服药。特别值得注意的是高龄患者、妊娠及哺乳期妇女、肝肾功能不全患者、血小板减少症、有出血倾向以及有上消化道出血和(或)穿孔病史的患者,应慎用或禁用本类药物。对有特异体质者,使用后可能发生皮疹、血管性水肿、哮喘等反应,应当慎用。患有胃、十二指肠溃疡者应当慎用或不用。

 学习与操作

活动 临床用药分析

某患者,男性,68 岁。患高血压和胃溃疡,3 个月前突发脑梗死,医生开写了下列

第二十二章 解热镇痛抗炎药

处方。请分析该处方是否合理,为什么?

处方:

氨氯地平 5 mg×30

用法:1 次 5 mg,每日 1 次

阿司匹林片 0.5 g×30

用法:1 次 5 g,每日 1 次

(包辉英)

第二十三章 抗高血压药

学习目标

1. 掌握常见抗高血压药的分类。
2. 掌握氢氯噻嗪、普萘洛尔、卡托普利、氯沙坦、硝苯地平的临床应用和用药监护。
3. 了解抗高血压药的用药原则。

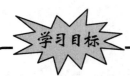

氢氯噻嗪

 知识链接

> 抗高血压药,又称为降压药,用于治疗高血压。世界卫生组织规定:成人静息血压≥140/90 mmHg(18.6/12.0 kPa)为高血压。
>
> 高血压是严重危害人民健康的常见病。抗高血压是对症治疗药,要把血压降至并稳定在正常水平<130/85 mmHg(17.3/11.3 kPa)。
>
> 高血压患者常常需要终身用药,确保血压正常和平稳,减少或防止并发症,降低死亡率,延长寿命。

【用药基础】

小剂量能产生缓慢、温和而持久的降压作用,对收缩压/舒张压平均降低10%(约20/10 mmHg)。用药2~4周起效,3~4周降压明显。对正常人无降压作用。

用药初期,该药抑制肾小管对 NaCl 的重吸收,钠和水排出增多,有效血容量减少,随之心输出量减少,于是血压降低;用药后期血容量已恢复正常,此时的降压作用与排钠造成血管平滑肌内缺 Na^+ 有关,细胞内缺 Na^+ 可减少 Na^+-Ca^{2+} 交换,降低细胞内 Ca^{2+} 含量,导致血管平滑肌松弛和缩血管物质的反应性降低,血管舒张,外周血管张力降低而血压降低。

【护理应用】

单独应用是治疗轻度高血压的首选药,常作为基础降压药与其他降压药合用治疗中、重度高血压,既可增强降压效果又可减轻不良反应。

【用药监护】

小剂量无明显不良反应。但剂量过大可引起低血钾、高血糖、高血脂等。

哌 唑 嗪

【用药基础】

选择性的阻断血管平滑肌突触后膜 $α_1$ 受体,使全身小动脉和小静脉均扩张,血管外周阻力下降而降低血压,口服易吸收,降压快而强,30 min 起效,可维持 6~10 h。对正常人血压无影响。降压时不伴有心率加快、水钠潴留等现象。

【护理应用】

1. 高血压　单用治疗中度高血压,与利尿降压药或 β 受体阻断药合用治疗重度或伴有肾功能不全的高血压。也适用伴有高脂血症的高血压患者。

2. 难治性心功能不全　哌唑嗪舒张血管,减轻心脏前后负荷,改善心脏功能。也可用于治疗难治性心功能不全。

知识链接

抗高血压药物分类

1. 主要影响血容量的抗高血压药　利尿药。
2. β 受体阻断药　普萘洛尔等。
3. 钙通道阻滞药　硝苯地平、氨氯地平等。
4. 血管紧张素转化酶抑制药　卡托普利等。
5. 血管紧张素受体拮抗药　氯沙坦等。
6. 交感神经抑制药
(1) 主要作用于中枢咪唑啉受体部位的抗高血压药:可乐定等。
(2) 神经节阻断药:美加明等。
(3) 抗去甲肾上腺素能神经末梢药:利血平等。
(4) 肾上腺素能受体阻断药:$α_1$ 受体阻断药,哌唑嗪;β 受体阻断药,普萘洛尔;α、β 受体阻断药,拉贝洛尔。
7. 作用于血管平滑肌的抗高血压药　肼屈嗪等。

【用药监护】

主要为首剂现象,即首次用药后可出现严重的体位性低血压、晕厥和心悸等,在直立体位、饥饿和低盐情况下容易发生。将首剂减为 0.5 mg,睡前服药可避免这种不良反应发生。其他有头痛、心悸、口干、眩晕、乏力,在用药过程中可自行消退。

普 萘 洛 尔

【用药基础】

阻断 β_1 和 β_2 受体,降压作用中等,可使收缩压下降 15%~20%,舒张压下降 10%~15%;起效缓慢,口服 1~2 周后起效,3~4 周降压明显、持久。不引起直立性低血压或心率加快。无水钠潴留,不易产生耐受性。

【护理应用】

主要用于高肾素型高血压、心输出量偏高型高血压和伴有心动过速、心绞痛、脑血管病的高血压。

【用药监护】

不良反应可见乏力、嗜睡、头晕、失眠、低血压、心动过缓等。老年人对 β 受体阻断药反应敏感,常由于心肌硬度增加而发生心功能不全。长期用药应从小剂量开始;突然停药可产生反跳现象,应逐渐减量停药。

拉 贝 洛 尔

能阻断 α、β 受体,阻断 β_1 和 β_2 受体的作用比阻断 α_1 受体作用强,对 α_2 受体无作用。该药通过 α_1 受体和 β 受体阻断,降低外周血管阻力而产生降压作用。降压作用温和,对心输出量与心率影响较少,适用于各型高血压,静脉注射可治疗高血压危象。无严重不良反应。

卡 托 普 利

 知识链接

普萘洛尔的降压作用

普萘洛尔的降压作用是通过 β 受体阻断而实现的。

1. **减少心输出量** 阻断心脏上的 β_1 受体,使心率减慢,心肌收缩力减弱,心输出量减少。

2. **抑制肾素分泌** 交感神经兴奋可激动 β_1 受体,促进肾近球小体分泌肾素。普萘洛尔阻断肾近球小体的 β_1 受体,使其分泌肾素减少,血管紧张素和醛固酮减少,尿量增多,血容量减少。

3. **降低外周交感神经活性** 阻断去甲肾上腺素能神经突触前膜的 β_2 受体,抑制其正反馈作用而减少去甲肾上腺素的释放。

4. **中枢作用** 阻断下丘脑、延髓等部位的 β 受体,抑制兴奋性神经元,导致外周交感神经释放去甲肾上腺素减少。

第二十三章 抗高血压药

【用药基础】

1. **降压作用** 口服卡托普利1 h内血压降低15%~25%，收缩压降低明显。由于外周血管舒张,血管阻力降低,心脏前、后负荷减轻,心脏射血功能得到改善。心、脑、肾血流量稍有增加。降压时心率无明显的改变,不产生直立性低血压,无水、钠潴留作用,对正常的血压也有降低作用。

2. **靶器官保护作用** 长期降压治疗能减轻或逆转高血压所致的心室重构和血管重构,保护靶器官的功能。

上述作用与卡托普利抑制血管紧张素Ⅰ转化酶、使其活性下降有关。

【护理应用】

1. **高血压** 单独使用可治疗各种高血压,特别是其他药物治疗无效的重度高血压。如果与β受体阻断药或利尿药合用,可提高疗效。对原发性、肾性及高肾素型高血压疗效也较好。长期治疗能逆转血管与心室重构。

2. **慢性心功能不全** 卡托普利能降低外周血管阻力,减轻心脏前、后负荷,改善心脏功能。常用于强心苷和利尿药治疗效果不佳的慢性心功能不全的治疗。

【用药监护】

（一）不良反应

长期小剂量应用,不良反应少而轻。常见的干咳,发生率达5%~20%,可能与缓激肽增多有关。还有血管神经性水肿、蛋白尿、皮疹、瘙痒、味觉缺失等等。

（二）护理用药注意事项

(1) 嘱患者空腹服药,因进食可使药物吸收减少50%。

(2) 嘱患者用药后1~2周才能达到最大效应,应坚持按医嘱服药。

 知识链接

血管紧张素转化酶抑制药

血管紧张素转化酶抑制药（ACEI）是一类能够抑制血管紧张素Ⅱ生成,促使血管扩张、逆转心血管重构的降压药物。

常用药：卡托普利（开博通）、依那普利（悦宁定）、苯那普利（洛汀新）、西拉普利（抑平舒）、培哚普利（雅施达）、福辛普利（蒙诺）、赖诺普利（捷赐瑞）。

氯沙坦

降压缓慢（1周起效,6周降压明显）、作用强（与卡托普利相似）、平稳、持久（每天给药1次,降压持续24 h以上）。干咳的不良反应较血管紧张素转化酶抑制药低。

氨氯地平

属于长效的钙通道阻滞药。通过阻滞钙离子内流、舒张血管平滑肌、降低外周血管阻力而降低血压。口服起效缓慢，降压平稳，1~2周出现降压作用，6~8周可达最大降压效果，与噻嗪类利尿药、β受体阻断药或血管紧张素转化酶抑制药合用效果更好。半衰期35~50 h，每日服药1次即能持续降压24 h，易为患者所接受。长期服用无严重的不良反应，是目前治疗高血压的常用药物。

硝 苯 地 平

属于短效的钙通道阻滞药。小剂量即能产生快而强的降压作用，由于降压急剧、持续时间短，血压波动大，对心、脑、肾等器官血流量影响较大。目前治疗高血压已不主张服用短效的钙通道阻滞药，建议用硝苯地平缓释剂或控释剂，这两种制剂起效缓慢，降压平稳，维持时间长达12~24 h，治疗效果优于普通制剂。

 知识链接

> 血管紧张素Ⅱ受体阻断药能特异性地与血管紧张素Ⅱ受体结合，减少后者与其他受体结合，减弱血管紧张素Ⅱ的生物效应，从而发挥舒张血管、降低血压的作用。血管紧张素Ⅱ受体阻断药的代表药物为氯沙坦（losartan）。

可 乐 定

【用药基础】

可乐定降压作用中等偏强，抑制交感神经活性，降压时伴有心率减慢及心输出量降低。口服30 min后起效，2~4 h作用达高峰，持续6~8 h。对肾血流量和肾小球滤过率无显著影响。可抑制肾素分泌，但其降压作用与血浆肾素活性无关。有中枢镇静作用，还能抑制胃肠道的分泌和运动。对血脂代谢无明显影响。

【护理应用】

降压作用中等偏强，适用于中度高血压。本药不影响肾血流量和肾小球滤过率，还能抑制胃肠道的分泌和运动，故适用于肾性高血压或兼有消化性溃疡的高血压患者。可乐定与利尿药合用有协同作用。

【用药监护】

主要有嗜睡、口干，发生率约50%，绝大多数患者几周后可消失。其他不良反应有阳痿、恶心、眩晕、鼻黏膜干燥、腮腺痛等。久用可致水、钠潴留，合用利尿剂能避免。突然停药可出现短时的交感神经亢进现象，表现为心悸、出汗、血压突然升高等。可用酚妥拉明治疗。

硝 普 钠

硝普钠能舒张小动脉和小静脉平滑肌，降低动脉血压和心脏前、后负荷。具有速效、强效、短效的作用特点，静脉滴注，1 min起效，迅速降压，停止滴注5 min血压回升，故可用调节滴速来控制降压水平。

主要用于高血压危象，也适用于伴有心力衰竭的高血压患者。也可用于外科手术麻醉时的控制性降压及难治性心衰。

不良反应有呕吐、出汗、头痛、心悸等,均由静脉滴速过快导致过度降压所引起。连续大剂量应用,血中的代谢产物硫氰酸盐过高而发生中毒,可引起甲状腺功能减退。药液要新鲜配制并避光使用。

肼屈嗪

直接舒张小动脉,使外周血管阻力降低而降压,对小静脉舒张弱,适用于中度高血压。但降压所致的反射性交感神经兴奋,可引起心率加快、心输出量增多,提高肾素活性而致水、钠潴留,均可影响肼屈嗪的降压效果,故极少单独使用,常与β受体阻断药合用。长期大剂量使用可致全身性红斑狼疮综合征,每日用量不超过 300 mg。

米诺地尔

属于钾通道开放药,主要开放 ATP 敏感性钾通道,产生舒张血管的降压作用。米诺地尔的降压作用较肼屈嗪强而持久。通过直接舒张小动脉平滑肌,降低外周血管阻力从而使血压降低。主要用于治疗难治性的高血压,不单独用,与利尿剂和β受体阻断药合用,可避免水、钠潴留和交感神经反射性兴奋。不良反应有水、钠潴留,心悸,多毛症。

 知识链接

临床用药原则

宜长期用药。高血压是一种慢性疾病,其转归与血压水平呈正相关,因此应长期(终身)降压治疗,并将血压降至最佳水平,即中青年 <130/85 mmHg(17.3/11.3 kPa),老年人 <140/90 mmHg(18.6/12.0 kPa)。

 学习与操作

活动　处方及病例分析

1. 某医生为一高血压危象患者的处方是否合理?
Rp:硝普钠粉剂　　　　50 mg×1 支
5% G.S　　　　　　　500 ml×1 瓶
Sig.　i.v. gtt(慢、避光、监测血压)St.

2. 某患者,女性,68 岁。糖尿病、高血压。除用降糖药外,给予卡托普利 25 mg,每日 3 次治疗。4 d 后咳嗽明显。

请你分析用药?

3. 某患者,男性,55岁。有高血压史12年,平时血压23/13 kPa(170/100 mmHg)左右,以往未进行系统性治疗。现头痛眼花,无恶心、呕吐、无意识障碍,语言流利,无颈强直,双侧瞳孔等大等圆,对光反应正常,但下肢麻木无力2周,无活动障碍。

请你提出建议:
1. 选择何种药物治疗?并指出该药的理论依据。
2. 该药在治疗中可能有哪些不良反应和症状出现?如何防治?
3. 在治疗中护理工作者应注意哪些问题?

(胡鹏飞)

第二十四章 治疗慢性心功能不全药

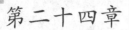

1. 理解强心苷药的用药基础、不良反应和禁忌证,并说出护理用药注意事项。
2. 了解非强心苷类药和血管扩张药的应用特点。

第一节 强心苷类药

【用药基础】

(一)体内过程

强心苷类药的体内过程如表24-1所示。

表24-1 常见强心苷药物体内过程比较

药物	口服吸收(%)	蛋白结合(%)	肝肠循环(%)	肝代谢转化(%)	肾排泄(%)	半衰期(d)
洋地黄毒苷	90~100	97	26	30~70	10	5~7
地高辛	60~85	25	7	5~10	60~90	1.6
毒毛花苷K	2~5	5	微量	0	90~100	0.5~0.8

(二)作用

知识链接

强心苷类药物作用机制

目前认为强心苷的受体就是心肌细胞膜上的 Na^+-K^+-ATP 酶,强心苷与 Na^+-

K^+-ATP 酶结合并部分抑制 Na^+-K^+-ATP 酶的活性,使细胞内 Na^+ 增多和 K^+ 减少。细胞内 Na^+ 增多,通过 Na^+-Ca^{2+} 交换,钠出钙入增加而钙出钠入减少,致细胞内 Ca^{2+} 增多,使 Ca^{2+} 在兴奋-收缩过程中的偶联作用加强,从而使心肌收缩力增强。

1. **增强心肌收缩性(正性肌力作用)** 强心苷对心脏具有高度的选择性,能明显加强心衰患者心脏的心肌收缩力,表现为:

(1) 提高心肌收缩效能。强心苷能提高心肌收缩的最大速度和最大张力,使心脏收缩更敏捷、更有力,这对衰竭心脏恢复泵血功能十分有利。加快心肌收缩速度,使收缩期缩短,舒张期相对延长,有利于衰竭心脏充分休息,增加静脉血回流及冠状动脉供血,心输出量增加。

(2) 增加衰竭心脏的输出量。慢性心功能不全时,心输出量不足,血压降低,通过减压反射,交感神经张力提高,血管收缩,外周阻力加大,心脏后负荷加大,使心输出量进一步减少。强心苷能提高心肌收缩性,直接增加心输出量,同时血压回升,血管反射舒张,心脏后负荷减小,使心输出量更大。

(3) 降低衰竭心脏的耗氧量。正常心脏心肌收缩力越强、心率越快、心室壁张力越大,心肌耗氧量就越多。对衰竭心脏,强心苷增强心肌收缩力,心输出量增加,使心室壁张力减轻,心率减慢,心脏前、后负荷减轻,使心肌的耗氧量减少,抵消或超过因增强心肌收缩力造成的心肌耗氧量增加,故总耗氧量减少,心脏工作效率提高。

 知识链接

心功能不全的定义与临床表现

心功能不全一般指充血性心力衰竭,即慢性心功能不全。

慢性心功能不全是心脏在多种病因作用下,长期负荷过重、心肌舒缩能力衰减,泵血不足所造成的一种综合征。其临床表现以心输出量不足、组织血供不足、肺循环和体循环静脉充血为特征。

2. **减慢心率(负性频率作用)** 对慢性心功能不全患者有明显减慢心率的作用。慢性心功能不全患者心输出量减少,通过颈动脉窦、主动脉弓压力感受器的反射,增强交感神经张力而使心率加快。强心苷通过增强心肌收缩力,使心输出量增加,可解除窦-弓反射,使心率减慢。心率减慢使舒张期延长,心脏作功减少,冠状动脉供血和静脉回流增加,进一步缓解慢性心功能不全患者的症状。

3. **减慢传导(负性传导作用)** 治疗量强心苷通过提高迷走神经的活性,减少房室结细胞(慢反应细胞)0 相 Ca^{2+} 内流而减慢冲动在房室结的传导速度,也可促进 K^+ 外流,使心房细胞的不应期缩短。

第二十四章 治疗慢性心功能不全药

 知识链接

心房颤动的特点

心房颤动指心房发生极快而细弱的纤维性颤动,心房率每分钟可达 400~600 次,过多的冲动可能下传到心室,引起心室频率过快,妨碍心室排血而致循环障碍。

心房扑动的特点

心房扑动是快速而规律的心房异位节律,心房率每分钟可达 250~300 次,心房扑动时冲动虽然较少,但较强,容易传入心室,故心室率较快,而且难以控制。

【护理应用】

1. 慢性心功能不全　强心苷是治疗慢性心功能不全的常见药物。对伴有心房纤颤或心室率快的心衰疗效最好;对风湿性或高血压性心脏病及慢性冠心病引起的心衰疗效也好;对甲亢、严重贫血和维生素 B_1 缺乏症诱发的心衰疗效较差;对伴有机械性阻塞性病变,如缩窄性心包炎、重度二尖瓣狭窄等疗效比较差,甚至无效。

2. 某些快速型室上性心律失常

(1) 心房颤动:强心苷通过直接和间接增强迷走神经活性而抑制房室结的传导性,从而阻止引起房颤的细小冲动进入心室,保护心室率。用药后多数患者的房颤仍存在,而循环障碍得以纠正。

(2) 心房扑动:强心苷通过缩短心房不应期,使心房扑动转为心房颤动,停用强心苷药后,心房不应期延长,有些患者可恢复窦性心律。

(3) 阵发性室上性心动过速:强心苷通过兴奋迷走神经、减慢房室传导而终止房性或房室结性心动过速发作。

 知识链接

用药注意事项

(1) 治疗前,了解患者症状、体征、血电解质、脉搏、心率和心律。

治疗中,每天观察患者的症状、体征、改善情况。如食欲、下肢浮肿、肺部啰音等,尤其注意脉搏、心率、心律和 EKG 变化。

(2) 在观察中发现患者出现疲倦、恶心、呕吐、视觉障碍、心前区痛、心悸、心率突然增至 120 次/分以上(或低于 60 次/分以下),或出现心律失常时,应立即通告医生并停药。

(3) 警惕低钾的各种症状:如嗜睡、感觉异常、肌无力、反射减弱、厌食等。对合用排钾利尿药的患者尤需注意。

(4) 对低血钾患者应鼓励食用含钾丰富食物,如橙汁、香蕉等。

在服药期间不宜食用含钙丰富的食物,如牛奶、豆腐及含高钙物质的保健品。

【用药监护】

(一) 不良反应

1. 胃肠道反应　较为常见,表现为厌食、恶心、呕吐和腹泻等,厌食是强心苷中毒的早期表现。心衰时胃肠道淤血也可出现胃肠道反应,此时应注意与强心苷中毒相鉴别。

2. 中枢神经系统反应和视觉障碍　中枢神经系统反应有眩晕、头痛、乏力、失眠、谵妄等症状。视觉障碍有黄视、绿视症及视物模糊等。

3. 心脏毒性　是强心苷中毒的危险症状,严重时可引起患者死亡。临床上可见各种心律失常。强心苷中毒时严重抑制 Na^+-K^+-ATP 酶,导致细胞内 K^+ 减少而引起心律失常。

(1) 异位节律点自律性增高,可出现室性早搏、二联律、三联律、室性心动过速、室性颤动。其中室性早搏最常见,室性心动过速为严重的症状,一旦出现应立即救治,否则易发展为室性颤动。

(2) 减慢房室传导,可引起不同程度的房室传导阻滞。

(3) 抑制窦房结,降低窦房结的自律性,引起窦性心动过缓。

(二) 不良反应的防治

1. 预防　应防止诱发强心苷中毒的各种危险因素,低血钾、高血钙、低镁血症、心肌缺血、肝肾功能不良等患者应慎用。还应警惕中毒的先兆症状,如出现室性早搏、二联律、三联律、室性心动过速、窦性心动过缓、视觉障碍等,一旦出现应立即停用强心苷药物。对严重的室性心动过速,则需积极治疗。

2. 治疗

(1) 钾盐,对强心苷中毒所致心律失常,补钾是常用的治疗手段。钾离子可阻止强心苷与 Na^+-K^+-ATP 酶结合,恢复细胞膜的静息电位,降低细胞的自律性和兴奋性,减轻或阻止强心苷毒性发展。

(2) 抗心律失常药,对危重病例如室性心动过速可选用苯妥英钠、利多卡因等药物治疗。苯妥英钠除有抗心律失常作用外,还能改善房室传导阻滞,并使强心苷从受体的结合状态中解离出来,从而减轻毒性。对强心苷中毒引起的传导阻滞或窦性心动过缓,可用阿托品治疗。

(3) 强心苷特异性抗体 Fab 片段,其和强心苷有很高的亲和力,静脉注射后能与强心苷迅速结合,使血液游离型强心苷浓度大大降低,进而导致与心肌结合的强心苷解离,迅速纠正强心苷中毒引起的严重心律失常。Fab-强心苷复合物很快由肾脏排出。

(三) 禁忌证

房室传导阻滞、室性心律失常、病态窦房结综合征和预激综合征、梗阻性心肌病、主动脉瘤、严重心肌衰竭性心力衰竭禁用。

(四) 护理用药注意事项

(1) 密切观察中毒的早期症状,如疲倦、恶心、呕吐、视觉障碍等,应通知医生并停药。

(2) 当心室率突然由慢增快至 120 次/分以上,或低于 60 次/分,或出现心律失常,应立即告知医生并停药。

(3) 警惕低钾各种症状,必要时可考虑口服氯化钾液或给患者高钾食物如橙汁、香蕉等。

第二十四章 治疗慢性心功能不全药

第二节 非强心苷类药

一、磷酸二酯酶抑制药

氨力农

氨力农是磷酸二酯酶抑制药的代表药物。磷酸二酯酶是环磷酸腺苷(cAMP)降解酶,氨力农抑制此酶活性,可增加细胞内的 cAMP 含量,发挥正性肌力作用和舒张血管作用。临床证明,该药能增加心输出量,减轻心脏负荷,降低心肌耗氧量,缓解心力衰竭的症状。

二、多巴胺受体激动药

异布帕胺

异布帕胺通过激动多巴胺受体和 β 受体,达到舒张肾血管、增加肾血流量的明显利尿作用;正性肌力作用,增加心输出量;舒张外周血管,减轻心脏后负荷。用于缓解心力衰竭的症状。

三、作用 β 受体的药物

多巴酚丁胺

多巴酚丁胺主要兴奋 $β_1$ 受体,能增加心肌收缩力,增加心输出量,降低外周血管阻力,尿量增加,对心率影响较小。用于急性心肌梗死、心脏外科手术并发心功能不全及慢性难治性的心衰。

第三节 减轻心脏负荷药

一、血管扩张药

这类药物通过扩张动脉和静脉,降低心脏前、后负荷,改善心脏功能,缓解心力衰竭的症状。属于这类药物的有主要扩张小动脉药(如钙通道阻滞药:硝苯地平、非洛地平、氨氯地平等;直接扩张小动脉药:肼屈嗪等;血管紧张素转化酶抑制药:卡托普利等);主要扩张静脉药(如硝酸酯类:硝酸甘油等)以及均衡扩血管药,如硝普钠等。

二、利尿药

通过排钠利尿,减少血容量和回心血量。长期使用可降低血管壁张力,减轻心脏前、后负荷,减轻心力衰竭的症状。

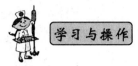学习与操作

活动　处方及病例分析

【病历摘要】

某患者,女性,23岁。患者每次家务劳动1~2 h就感疲倦、乏力、心悸、气促,平时有咳嗽,泡沫痰带血色,口唇青紫,声音嘶哑,卧位呈现呼吸困难,改为坐位则减轻,晚入睡要增加2个枕头,才能避免呼吸困难。经常感觉极度需要空气,故将窗打开,站在窗口呼吸。体格检查:体温37.5℃,呼吸30次/分,脉搏109次/分,心率130次/分,脉律不规则,血压110/85 mmHg(14.6/11.3 kPa)。口唇青紫,半卧位,慢性病容,颈软,颈静脉怒张,腹部平软,胸部检查时除发现气喘及叩响过度外,可听到两肺底部干湿性啰音,还可听到哮鸣音。心脏检查发现心前区Ⅱ级收缩期杂音,患者左侧卧位,作深呼气可听得舒张期奔马律。X线检查发现左心增大,肺门阴影加深和加宽,肺野不透明性增加。

诊断:充血性心力衰竭(左侧心力衰竭)

讨论:

1. 充血性心力衰竭一般有哪些治疗原则?

2. 充血性心力衰竭应选择何种药物治疗?并指出用该药的理论依据。

3. 该药在治疗充血性心力衰竭时可能有哪些不良反应出现?这些不良反应如何防治?

4. 该药在治疗中,护理工作者应注意哪些问题?

(胡鹏飞)

第二十五章 抗心绞痛药

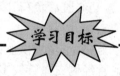

1. 了解常用抗心绞痛药。
2. 理解硝酸甘油、普萘洛尔的用药基础。
3. 熟悉硝酸甘油、普萘洛尔的不良反应、禁忌证,并说出护理用药注意事项。

 知识链接

心绞痛的临床特点

心绞痛是冠心病的常见症状,主要表现为胸骨后或心前区绞痛或闷痛,并放射至左上肢。常发生在冠心病等患者情绪激动或活动过多时,此时交感神经兴奋,心肌收缩力增加,心率加快,以致心肌需氧供不应求,导致心肌缺氧而出现心绞痛。

硝酸甘油

【用药基础】

(一)体内过程

硝酸甘油口服吸收缓慢,首关效应明显,生物利用度仅8%,不宜口服给药。舌下含化,吸收快而完全,生物利用度可达80%。含化后1~3 min起效,作用维持10~30 min。血浆半衰期约为3 min。也可经皮肤缓慢吸收而发挥治疗作用。主要经肝脏代谢,代谢物经肾排泄。

知识链接

心绞痛的分类及常用药

1. 稳定型(冠状动脉内斑块) 常在劳累或情绪激动时发作。
2. 变异型(冠状动脉痉挛) 常在夜间或休息时发作。
3. 不稳定型(冠状动脉内斑块破溃、血栓形成或冠状动脉痉挛) 不定期频繁发作。

常用药有：硝酸甘油、β受体阻断药、钙通道阻滞药、中草药。

(二)作用

1. 舒张血管 扩张容量血管,减少回心血量,降低心脏前负荷,从而缩小心室容积,降低心室壁张力,减少心肌耗氧量;扩张阻力血管,降低外周血管阻力,减轻心脏后负荷,减少心脏作功,缩短射血时间,从而减少耗氧量。

2. 增加缺血心肌的血氧供应 小剂量硝酸甘油能解除冠状动脉痉挛、增加供血;能舒张较大的心外膜血管和动脉狭窄部位的侧支循环,迫使血流从输送血管经侧支血管较多的区域流入缺血区,增加缺血区供血量。

3. 增加心内膜下层的血氧供应 由于心内膜下血管是由心外膜血管垂直穿过心肌而来,所以心内膜的血流量易受心室壁张力和心室内压的影响,尤以左心室为甚。当心室壁张力和心室内压增高时,心内膜的血流量会明显减少。心绞痛发作时,心室壁张力明显增高,所以心内膜下区域缺血最严重。硝酸甘油通过舒张静脉而降低室壁张力,加上其扩张心内膜血管的作用,使得心内膜下的血氧供应明显增加,从而减轻心肌缺血,缓解心绞痛。

【护理应用】

1. 心绞痛 舌下含化能迅速缓解各型心绞痛发作,效果确实可靠,常作为首选药使用。必要时可采取静脉滴注。为预防晚间发作,可将2%硝酸甘油软膏涂于前臂或胸部或背部皮肤,这样吸收缓慢,作用可维持4～6 h。硝酸甘油与β-受体阻断药合用能提高疗效。硝酸甘油含服片1次0.3 mg,舌下含服;缓释片:2.5 mg。每日2次,每次1片;喷雾剂:发作时喷于口腔黏膜或舌面1～2次。

 知识链接

硝酸甘油治疗心绞痛的机制

硝酸甘油药物能与血管平滑肌细胞的硝酸酯受体结合,并被受体中的巯基还原成一氧化氮(NO)。NO是一种内源性的血管舒张物质,它能激活鸟苷酸环化酶,使细胞内环-磷酸鸟苷(cGMP)浓度升高,从而激活依赖于cGMP的蛋白酶,促进肌球轻链去磷酸化,使血管平滑肌松弛、血管舒张。

2. 急性心肌梗死　早期使用硝酸甘油可增加缺血区心肌的血流量,降低心肌耗氧量,减轻心肌损害,缩小梗死面积。

3. 慢性心功能不全　硝酸甘油可作为减轻心脏负荷药,用于治疗慢性心功能不全。

【用药监护】

(一) 不良反应

1. 血管舒张反应　主要是搏动性头痛及颜面潮红;颅内血管舒张可升高颅内压;外周血管舒张可致体位性低血压和晕厥;血压过度降低可反射性引起交感神经兴奋,心率加快,心肌耗氧量增加,与β-受体阻断药合用可以防止症状发生。

2. 高铁血红蛋白症　常发生于用量过大或频繁使用药物时。

3. 快速耐受性　连续使用2~3周可产生,停药1~2周后耐受性可消失。采用小剂量、间歇给药法,即白天分次用药,夜间不用药,可避免耐受性产生。

(二) 护理用药注意事项

(1) 硝酸甘油应储存在棕色的密闭瓶中,保质期6个月。

(2) 硝酸甘油如舌下含服时舌无麻刺烧灼感,说明药物已失效,不宜再使用,应更换新药。

(3) 硝酸甘油如舌下含服心绞痛未能缓解,5 min后可再次服用,如15 min内仍不能缓解应立即到医院就诊。

(4) 易挥发,静脉滴注时应采现用现配。

(5) 遇光后易分解,应避光。在输液时,输液瓶和莫菲管应用黑纸或黑布包裹。

(6) 静脉点滴过程中要准确测量血压和脉搏,并详细记录,一般15~30 min测量1次,根据血压、脉搏及病情变化情况来调整点滴速度。

(7) 掌握好静脉点滴速度,一般将硝酸甘油1~2 mg溶于5%葡萄糖溶液100 ml中,以每分钟10~20滴速度为宜。

 知识链接

用药注意事项

(1) 长期服用普萘洛尔,不能随意骤然停药,否则易引起心绞痛加剧或心肌梗死。

(2) 宜饭前服用,因食物能延缓普萘洛尔吸收。

(3) 劝告患者服用普萘洛尔时应戒烟,以免降低药物疗效。

普 萘 洛 尔

【用药基础】

1. 降低心肌耗氧量　普萘洛尔阻断心肌β$_1$受体,使心率减慢,心肌收缩力降低,耗氧量明显下降,缓解心绞痛。

2. 改善缺血区心肌供血　阻断心肌β$_1$受体,可使心率减慢,舒张期延长,进而冠状动脉灌注时间延长,有利于血液从心外膜流向心内膜缺血区;同时降低心肌耗氧量,可使非缺血区血管阻力增加,迫使血液由非缺血区流向血管已扩张的缺血区,增加缺血区的供血。

3. **改善心肌代谢** 改善心肌缺血区对葡萄糖的摄取,保护缺血区线粒体的结构和功能,维持缺血区能量供应;促进组织中血红蛋白结合氧的分离,增加组织供氧,从而改善心肌代谢。

> 请你解释说明为何支气管哮喘、低血压、心动过缓、房室传导阻滞、心功能不全患者禁忌使用普萘洛尔?

【护理应用】

用于治疗稳定型和不稳定型心绞痛。尤其适用于伴有高血压或心律失常的心绞痛患者。与硝酸甘油合用能提高疗效。但对变异型心绞痛无效,甚至加重病情。

β受体阻断药与硝酸酯类药合用治疗心绞痛可增加疗效,可克服两者单用时的某些不良反应。

硝酸酯类药、β受体阻断药和钙通道阻滞药作用的比较如表25-1所示。

表25-1 硝酸酯类药、β受体阻断药和钙通道阻滞药作用比较

分类	血压	心肌收缩	室壁张力	心室压力	心内膜下供血	心率	侧支血流
硝酸酯类药	↓	↑	↓	↓	↑	↑	↑
β受体阻断药	↓	↓	↑	↑	↑	↓	↑
钙通道阻滞药	↓	↓	↓	↓	↑	±	↑

> 请你想一想,为何硝酸甘油不宜口服给药,而采用舌下含化方法能迅速缓解各型心绞痛发作?

【用药监护】

(一) 不良反应

可见乏力、嗜睡、头晕、失眠等。

(二) 禁忌证

支气管哮喘、低血压、心动过缓、房室传导阻滞、心功能不全患者禁用。

(三) 护理用药注意事项

(1) 用药过程中应注意监测患者心率、血压、EKG变化等。

(2) 应嘱咐长期服此药的患者不能随意骤然停药、漏服。

(3) 告诉患者饭前服用,服用本药应戒烟。

硝 苯 地 平

【用药基础】

1. 降低心肌耗氧量　阻滞钙离子内流,舒张阻力血管,降低心脏后负荷,并使心肌收缩力减弱,心率减慢,心脏作功减少,从而降低心肌耗氧量。

2. 增加缺血区血流量　扩张冠状动脉,解除血管痉挛,增加侧支循环血流量,增加缺血区血流量,改善供血供氧。

3. 保护心肌作用　心肌缺血时可使钙离子在细胞内聚集,导致细胞内钙超负荷,使线粒体肿胀而失去氧化磷酸化的功能。硝苯地平能阻滞钙离子内流,从而保护线粒体的结构和功能,使缺血心肌得以存活。

【护理应用】

用于治疗各型心绞痛,尤适用于变异型心绞痛,与β受体阻断药合用较为理想。

【用药监护】

可引起头痛、心率加快、眩晕、面部潮红、体位性低血压等。与此药引起的血管扩张有关。

学习与操作

活动　处方及病例分析

1. 某医生为一心绞痛患者开的处方是否合理?
Rp:硝酸甘油片 0.5 mg×1
Sig:0.5 mg,p.o,St.

2. 某患者,女性,72 岁。冠心病史,晨练突然感觉胸骨后疼痛。立即给予硝酸甘油片 0.5 mg 含化,5 min 后缓解,但 15 min 后诉说头痛难忍。

请你分析用药后出现该症状的原因?

(胡鹏飞)

第二十六章 抗心律失常药

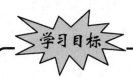

1. 了解抗心律失常药的分类。
2. 熟悉常见抗心律失常的用药基础、护理用药注意事项。

心律失常和抗心律失常药的特点

　　心脏搏动的频率和(或)节律的紊乱,称为心律失常。与心肌细胞膜对Na^+、K^+、Ca^{2+}转运紊乱有关。

　　抗心律失常药通过影响心肌细胞膜的离子通道、改变离子流动而改变细胞的电生理学特性,达到治疗目的。

奎 尼 丁

【用药基础】

(一)体内过程

　　口服吸收良好,1～2 h血药浓度达高峰,半衰期5～7 h。组织中药物浓度较血药浓度高10～20倍,心肌浓度最高。主要在肝脏代谢,其产物仍有一定活性,经肾排泄。

第二十六章 抗心律失常药

知识链接

抗心律失常药的作用机制

1. **降低自律性** 药物通过抑制心肌快反应细胞 4 相 Na^+ 内流或慢反应细胞 4 相 Ca^{2+} 内流而降低自律性。药物也可以促进 K^+ 外流、增大最大舒张电位,使其远离阈电位而降低自律性。

2. **后除极与触发活动** 药物抑制 Ca^{2+} 或 Na^+ 内流就可以减少后除极与触发活动。

3. **改变传导性** 药物促进 K^+ 外流、增大最大舒张电位、增加膜反应性而加快传导,可以取消双向阻滞而消除折返冲动。另一方面,药物抑制 K^+ 外流或 Ca^{2+} 内流或 Na^+ 内流均能降低膜反应性而减慢传导,传导减慢可以使单向阻滞变为双向阻滞,从而消除折返冲动。

(二)作用

1. **降低自律性** 治疗量奎尼丁阻滞 4 相 Na^+ 内流和后除极 Ca^{2+} 内流,降低蒲肯野纤维、心房肌、心室肌的自律性。对正常窦房结自律性影响微弱,但对病态窦房结综合征可有明显降低其自律性。

2. **减慢传导速度** 阻滞 0 相 Na^+ 内流,减弱心房肌、心室肌和蒲肯野纤维膜反应性,使单向阻滞变为双向阻滞,从而消除折返冲动。

3. **延长不应期** 阻滞 Na^+ 内流可使心房肌、心室肌和蒲肯野纤维的有效不应期(ERP)延长,比心肌动作电位时程(APD)延长更显著,绝对延长 ERP,并使 ERP 趋于均一,减少折返冲动形成。

【护理应用】

奎尼丁是广谱抗心律失常药,适用于治疗房性、室性及房室结性心律失常。对心房纤颤及心房扑动,目前虽多采用电转律术,但奎尼丁仍有应用价值,在转律后用奎尼丁维持窦性节律,预防心房纤颤复发。

知识链接

抗心律失常药分类

1. **Ⅰ类** 钠通道阻滞药。
   (1) ⅠA 类:适度阻滞钠通道,如奎尼丁等。
   (2) ⅠB 类:轻度阻滞钠通道,如利多卡因等。
   (3) ⅠC 类:明显阻滞钠通道,如普罗帕酮等。
2. **Ⅱ类** β肾上腺素受体阻断药,通过阻滞β而生效。代表药物为普萘洛尔。
3. **Ⅲ类** 选择性延长复极过程药,它们明显延长动作电位时程(APD)和有效不应期(ERP)。代表药物为胺碘酮。
4. **Ⅳ类** 钙通道阻滞药,它们阻滞钙通道而抑制 Ca^{2+} 内流,代表药物为维拉帕米。

【用药监护】

安全范围小,约1/3患者出现各种不良反应。

1. **胃肠道反应** 用药早期常见厌食、恶心、呕吐、腹泻等。
2. **金鸡纳反应** 久用可致耳鸣、失聪等反应。
3. **过敏反应** 出现药热、血小板减少、皮疹、血管神经性水肿等。
4. **心律失常** 可致室内传导阻滞、窦房传导阻滞、房室传导阻滞、室性心动过速等心脏的毒性反应。
5. **奎尼丁晕厥** 患者出现意识丧失、四肢抽搐、呼吸停止,应立即人工呼吸、心脏按摩和电复律抢救。

普鲁卡因胺

属于广谱抗心律失常药,与奎尼丁比较有下列不同:① 抗心律失常较弱;② 主要用于室性心律失常;③ 静脉注射可抢救危重病例,久用可致红斑狼疮样综合征,现少用。

利 多 卡 因

【用药基础】

(一)体内过程

口服首过消除明显,故必须注射给药。静脉注射1 min起效,作用持续15~30 min,心律失常控制后静脉滴注以维持疗效。肌内注射5~15 min起效,作用持续60~90 min,半衰期约2 min。

(二)作用

1. **降低自律性** 抑制4相Na^+内流,降低4相自动除极速率而降低自律性。促进K^+外流,最大舒张电位加大,既降低自律性又提高致颤阈。
2. **减慢传导速度** 治疗量时对蒲肯野纤维传导速度的影响与血K^+浓度相关。当细胞外K^+浓度升高、血液偏酸时,利多卡因可抑制Na^+内流,明显减慢传导,使单向阻滞转变为双相阻滞而消除折返,有利于防止急性心肌梗死所致的心室颤动的发生;当细胞外K^+浓度较低或因损伤而部分除极时,利多卡因可促进K^+外流增加,静息电位(最大舒张电位)加大,传导加快,消除单相阻滞而终止折返。
3. **延长不应期** 缩短蒲肯野纤维和心肌动作电位时程(APD)和有效不应期(ERP),但缩短动作电位时程明显,故相对延长有效不应期而消除折返冲动。

【护理应用】

利多卡因仅用于室性心律失常,特别适用危急病例,为首选药。对急性心肌梗死并发的室性心律失常的治疗和预防心室颤动有良好效果。用于心脏手术、心导管术和强心苷所致的室性早搏、室性心动过速和心室颤动也有效。也用于电击复律后预防心室纤颤。

【用药监护】

不良反应较少和轻微。主要是中枢神经系统症状,有嗜睡、眩晕,大剂量引起语言障碍、惊厥甚至呼吸抑制。偶见窦性心动过缓、房室阻滞等心脏毒性。

美 西 律

化学结构及作用与利多卡因相似,但口服有效。用于各种室性心律失常,常用来维持利多卡因的疗效。但不良反应多,主要表现神经系统症状,如震颤、眩晕、共济失调,还可见窦性心动过缓、房室阻滞等。

苯妥英钠

具有抗癫痫作用,且是一良好的抗心律失常药。其药理作用和临床应用与利多卡因相似,对强心苷中毒所致的快速性室性心律失常疗效明显。

普罗帕酮

普罗帕酮为广谱抗心律失常药,既可口服,也可静脉注射,用于室性和室上性心律失常。不良反应为:可产生心动过缓及传导阻滞,严重者可引起心脏停搏。

普萘洛尔

交感神经兴奋或儿茶酚胺释放增多时,心肌自律性增高,传导速度加快,不应期缩短,易引起快速性心律失常。普萘洛尔通过阻滞心脏 $β_1$ 受体,对抗交感神经对心脏的效应而降低自律性,减慢传导。对交感神经兴奋所致窦性心动过速有显著疗效,为首选药;对嗜铬细胞瘤所致心律失常疗效显著,并可用于手术前准备。

胺碘酮

【用药基础】
(一) 体内过程

口服吸收缓慢,生物利用度为31%~65%,平均4~7d起效,血浆浓度3周达高峰,持续维持4~6周。消除缓慢。静脉注射10 min起效,持续维持1~2h。主要代谢在肝脏,代谢物经胆汁分泌,随粪便排泄。

知识链接

护理须知

(1) 告知患者在使用抗心律失常药时,应缓慢改变体位,尤其是从卧位到站位时起身要缓慢,避免体位性低血压。如有体位性低血压时,及时报告。
(2) 告知患者用药后注意身体上是否有瘀斑、皮肤色素沉着、脱屑等。
(3) 在使用胺碘酮的过程中密切观察患者角膜色素沉着和呼吸困难等情况,出现这些症状应及时停药并报告医生。

(二) 作用
1. 降低自律性　阻滞4相 Ca^{2+} 和 Na^+ 内流,降低窦房结和蒲肯野纤维的自律性。
2. 减慢传导速度　阻滞0相 Na^+ 内流和 Ca^{2+} 内流,减弱膜反应性而减弱蒲肯野纤维和房室结的传导。

3. 延长不应期　阻滞心房肌、心室肌和蒲肯野纤维的 3 相 K^+ 外流，使动作电位时程（APD）和有效不应期（ERP）显著延长，从而消除折返冲动。

【护理应用】

1. 室上性心动过速、心房扑动、心房颤动，但对持续性心房颤动的疗效不如电复律术和奎尼丁。

2. 室性心动过速和心室颤动　静脉给药用于急救，口服给药能降低其复发。

【用药监护】

此药长期应用可引起角膜褐色微粒沉着，病变多见于角膜上皮，而眼底、晶状体一般无变化，不影响视力，停药后逐渐消失。可引起甲状腺功能亢进或低下。最为严重的不良反应是肺纤维化。

维 拉 帕 米

【护理应用】

主要用于治疗室上性心律失常。是治疗阵发性室上性心动过速的首选药，静脉给药常在数分钟内终止发作，并恢复窦性节律；对心房扑动、心房颤动效果差，但可减慢房室传导，控制心室率。

学习与操作

活动　处方及病例分析

【病历摘要】

某患者，男性，20 岁。心悸、气短、脉搏很快。每次发作持续数小时，通过压迫颈动脉窦刺激迷走神经的措施可缓解，现无效。检查诊断：室上性心动过速。

请你提出建议：

1. 选择何种药物治疗？并指出用该药物的理论依据。
2. 该药物在治疗中可能有哪些不良反应？这些不良反应如何防治？
3. 在治疗中护理工作者应注意哪些问题？

（胡鹏飞）

第二十七章 利尿药及脱水药

1. 熟悉呋塞米、氢氯噻嗪的利尿原理、作用部位、护理应用、护理监护。
2. 了解螺内酯、氨苯蝶啶的利尿特点、护理应用、护理监护。
3. 熟悉甘露醇的用药基础、护理应用、护理监护。

 知识链接

尿液生成的过程

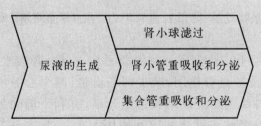

利尿药的分类

1. **高效能利尿药** 包括呋塞米、依他尼酸、布美他尼等。
2. **中效能利尿药** 包括噻嗪类（如氢氯噻嗪）和氯噻酮。
3. **低效能利尿药** 包括氨苯蝶啶、阿米洛利、螺内酯等。

第一节 利 尿 药

利尿药是一类直接作用于肾脏,减少肾小管及集合管对 Na^+、Cl^- 重吸收,增加尿量,消除水肿的药物(图27-1)。

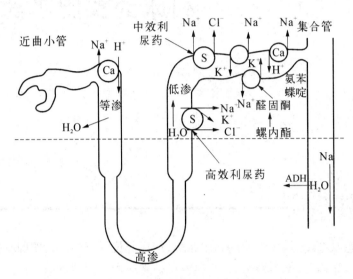

图27-1 利尿药的作用部位

呋 塞 米

【用药基础】

1. 利尿作用 利尿作用迅速、强大、短暂。呋塞米抑制 $Na^+-K^+-2Cl^-$ 共同转运,使氯化钠重吸收减少,降低了肾脏的尿稀释功能,产生强大的利尿作用,为排钾利尿药。此外,尚可促进 Ca^{2+}、Mg^{2+} 的排泄。

2. 扩血管作用 扩张肾动脉,降低肾血管阻力,增加肾血流量。

【护理应用】

1. 各型严重水肿 用于其他药物无效的顽固性心、脑、肾性水肿,以及急性肺水肿和脑水肿。通过利尿作用及扩血管作用,减少回心血量,减少心脏的前、后负荷,迅速缓解肺水肿,为治疗肺水肿的首选药。血浆渗透压升高,有利于消除脑水肿、降低颅内压,临床常用呋塞米20~40 mg静脉注射,8~12 h使用1次,与脱水药甘露醇间隔使用治疗脑水肿。

2. 急性肾衰竭的预防 本药产生强大的利尿作用,冲洗阻塞的肾小管,防止肾小管萎缩、坏死,同时通过扩张肾小管,增加缺血区的肾血流量,在急性肾衰竭早期(少尿期)用药能预防肾功能衰竭,一般用量2~10 mg/kg。

3. 加速毒物的排泄 大量输液的同时应用呋塞米,产生强大的利尿作用,加速毒物的排泄。

第二十七章 利尿药及脱水药

 知识链接

静脉补钾的护理监护

（1）护士应在补钾过程中，严密观察病情及心电图改变，如有异常及时报告医生，并积极配合检测血钾浓度，防止发生高血钾。

（2）准确记录每小时出入量，观察伤口渗出及各种引流情况。

（3）经外周静脉补钾应经常检查，避免液体渗出，若患者局部疼痛明显，可将输液速度调慢或在液体中加入2%利多卡因1～2滴，以减轻局部疼痛。

（4）输液泵控制性高浓度补钾时，补钾通道必须选用深静脉。

（5）补钾过程中严密观察心电图及病情变化，定时检测血钾浓度。

（6）禁止从补钾通道推注任何药物。

（7）在更换液体、设置参数及排放气泡时应先关闭通道再行操作，严防液体失控而快速滴入造成不可逆性后果。

【用药监护】

（一）不良反应

1. **水及电解质紊乱** 低血容量、低血钾、低血钠、低血氯性碱中毒。长期应用易产生低血镁，其中以低血钾最常见。

2. **耳毒性** 大剂量应用呋塞米，使内耳淋巴液电解质紊乱，耳蜗毛细胞受损引起耳毒性，表现为眩晕、耳鸣、听力减退或暂时性耳聋。应避免与氨基糖苷类及第一、二代头孢菌素合用。

3. **高尿酸血症** 呋塞米与尿酸均通过近曲小管有机酸通道分泌，互相竞争，抑制了尿酸的分泌，长期应用，易出现高尿酸血症。痛风患者慎用。

4. **其他** 胃肠道反应如恶心、呕吐等；高氮质血症。

（二）护理用药注意事项

（1）告诉患者应用利尿药可产生尿量增多及排尿次数增多，以免患者产生疑虑，安排好给药时间，避免夜尿。

（2）详细记录出入量、体重，仔细观察水肿的体征变化。

（3）密切观察低钾血症、低钠血症等症状，及时报告医生；检查血清钾、钠和氯。

（4）鼓励患者补充钾盐，增加高钾食物的摄入，如橘子、香蕉、苹果、鱼肉和茶等。

（5）如本药与洋地黄同用时，应注意观察心律、心率，避免发生洋地黄毒性反应。

（6）本药刺激性大，静脉注射时应稀释后缓慢注入，以减少刺激，同时也可减少耳毒性的产生。

氢 氯 噻 嗪

【用药基础】

1. **利尿作用** 产生中等强度的利尿作用。作用机制为：抑制远曲小管近端 Na^+-Cl^- 共同转运，降低肾脏的稀释功能，减少氯化钠和水的重吸收，产生利尿作用，为排钾利尿药。此外,促进 Ca^{2+} 的重吸收,减少 Ca^{2+} 的排泄,产生高钙血症;促进 Mg^{2+} 的排泄。

2. **抗利尿作用**　能明显减少尿崩症患者的口渴症状及尿量。可能与噻嗪类药物排钠作用,使血浆渗透压减低有关,从而减少尿崩症患者的口渴感和饮水量。

知识链接

什么是尿崩症?

尿崩症是指尿液不受控制的增多的一组综合征,每日尿量超过 3 L,本病的临床特点是多尿、烦渴、低比重尿和低渗尿。尿崩症的患者,体内血管加压素(又称抗利尿激素)分泌不足,或肾脏对血管加压素反应缺陷,前者亦称中枢性或垂体性尿崩症,后者为肾性尿崩症。

【护理应用】

1. **各型轻、中度水肿**　氢氯噻嗪为轻、中度心源性水肿的首选药,常与保钾利尿药合用,避免诱发强心苷中毒。对轻度肾性水肿效果较好,对肾功能损害严重的水肿效果差。肝性水肿者应慎用,以免血氨升高,诱发肝昏迷。

2. **高血压**　用于降压作用温和、持久,为基础降压药。

3. **尿崩症**　用于肾性尿崩症及加压素无效的中枢尿崩症患者,此类患者一般使用氢氯噻嗪25～50 mg,口服,每日 3 次。

【用药监护】

1. **电解质紊乱**　长期应用可致低血钾、低血钠、低血氯、高血钙。此外,可引起血氨升高,诱发肝昏迷,肝硬化患者慎用。

2. **高尿酸血症及高尿素氮血症**　噻嗪类与尿酸经近曲小管同一通道分泌,相互竞争,抑制尿酸的分泌,减少尿酸的排除,痛风患者慎用。

3. **其他**　长期应用引起高血糖、高血脂(三酰甘油、胆固醇及低密度脂蛋白升高,高密度脂蛋白降低)、过敏反应,粒细胞、血小板减少等不良反应。

知识链接

高血钾的诊断和监护

(1) 有四肢乏力,手足和口周麻木,感觉异常,皮肤苍白,心跳缓慢,心律不齐等临床表现,不能用原发症解释时,应考虑有高钾血症。

(2) 血清钾高于 5.5 mmol/L。

(3) 轻症患者(血钾 <6 mmol/L),一般需密切观察,严格限制摄入含钾量高的食物和药物。含钾高的药物包括部分中药、血制品等。高钾食品有香蕉、柑橘、土豆、西红柿、南瓜、茶叶、酱油、味精等。通过冷冻、浸泡、弃去汤汁,就能减少这些食物中的钾。

(4) 重症患者,血钾高于 6.5 mmol/L,心电图显示高钾图形者,应选择血液透析。

第二十七章 利尿药及脱水药

螺 内 酯

【用药基础】

利尿作用弱、缓慢、持久。本药与醛固酮结构相似,在远曲小管远端和集合管部位与醛固酮竞争结合醛固酮受体,抑制醛固酮作用,抑制 $Na^+ - K^+$ 交换,减少 Na^+ 的重吸收和 K^+ 的排泄。故称为保钾利尿药。

【护理应用】

常与排钾利尿药合用治疗醛固酮升高的水肿,如肝性、心源性水肿。

【用药监护】

(一) 不良反应

1. 高血钾 长期服用螺内酯可引起血钾升高,应定期监测血中电解质浓度,肾功能不全及高血钾患者禁用。

2. 性激素样作用 男性乳房女性化,女性面部多毛、月经不调。停药后可恢复。

3. 胃肠道反应 恶心、腹痛、腹泻、出血,溃疡患者禁用。

(二) 护理用药注意事项

(1) 服用时不需补钾,且应尽少食用含钾丰富的食物。

(2) 长期应用此药的患者注意观察高血钾的临床表现,如心率减慢、心律失常和嗜睡等,并观察高血钾心电图改变。

(3) 对出现性功能紊乱的患者,说明此种表现为药物不良反应,停药后可自行消失。

氨 苯 蝶 啶

氨苯蝶啶直接作用于远曲小管远端和集合管,抑制 Na^+ 的重吸收,K^+ 的排出。利尿作用弱、持久,为保钾利尿药。可促进尿酸的排泄。临床与排钾利尿药合用治疗水肿。特别适用于痛风患者。本药使用时易产生高血钾,肾功能不良者、高钾者禁用;可抑制二氢叶酸还原酶,肝硬化患者服用易引起巨幼红细胞性贫血。

第二节 脱 水 药

脱水药又称为渗透性利尿药,本类药物进入血液后,可迅速提高血浆及肾小管渗透压,使组织脱水,并产生渗透性利尿作用。脱水药的共同特点为:提高血浆渗透压;不易透过血管进入组织细胞;在体内不易被代谢;在体内迅速经肾小球滤过,不被肾小管重吸收;不引起过敏反应;无毒性作用。

甘 露 醇

【用药基础】

1. 脱水作用 口服不吸收,有导泻作用。静脉注射后,甘露醇不易通过毛细血管进入组织,不被代谢,血浆渗透压迅速提高,组织间液水分向血浆转移,细胞内水分向组织间液转移,组织脱水。

2. 利尿作用　药物不被代谢,经肾小球滤过,不被肾小管重吸收,肾小管中的原尿为高渗状态,产生渗透性利尿作用。此外,由于脱水作用,血浆容量增加,肾小球滤过率增加,产生弱的利尿作用。

【护理应用】

1. 脑水肿及青光眼　静脉注射后,可降低颅内压和眼内压,为治疗脑水肿的首选药,脑水肿时静脉滴注20%甘露醇250 ml,20 min后颅内压开始下降,2~3 h达高峰,作用持续6 h以上,8~12 h使用1次,短期应用后减量、停用。也可用于青光眼急性发作和青光眼的术前降压。

2. 急性肾衰竭的预防　通过脱水、利尿作用,冲洗阻塞的肾小管,防止肾小管萎缩、坏死,在肾功能衰竭早期应用,一般使用甘露醇0.5~1.0 g/kg静脉滴注。

【用药监护】

静脉注射过快时,可引起一过性头痛、头晕、视力模糊、畏寒等。尿闭及心功能不全者禁用。

山 梨 醇

临床上配制成25%的高渗溶液应用,山梨醇在体内部分代谢成果糖,故脱水作用较同浓度、同剂量的甘露醇弱,但比甘露醇的溶解度大。药理作用、应用及不良反应同甘露醇。

高 渗 葡 萄 糖

静脉注射50%的葡萄糖有脱水、利尿作用。因葡萄糖可从血液进入组织中,参与代谢,故脱水作用疗效差,持续时间短。临床上常与甘露醇及山梨醇合用治疗脑水肿及青光眼。

(袁海虹)

第二十八章 组胺和抗组胺药

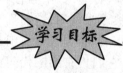

1. 熟悉苯海拉明的作用、应用、护理用药注意事项。
2. 比较第一代、第二代 H_1 受体阻断药应用特点。

第一节 组 胺

组胺是组氨酸的脱羧产物,通常以无活性形式存在于心肌、皮肤、胃肠道及肺脏组织的肥大细胞和血液嗜碱性粒细胞颗粒中。当组织损伤、炎症、神经刺激、服用某些药物或变态反应条件下,肥大细胞及嗜碱性粒细胞脱颗粒,组胺游离型、释放,激动靶细胞上特异性组胺受体,产生特定的生物效应。

已知组胺受体有 H_1、H_2 和 H_3 3 种亚型,组胺对其均有激动作用。各亚型受体分布及效应如表 28-1 所示。

表 28-1 组胺受体分布及效应

受体类型	分布	受体激动效应
H_1	支气管、胃肠道及子宫平滑肌	收缩
	皮肤及黏膜血管、毛细血管	扩张、通透性增加
	房室结、心房肌	传导减慢,收缩增强
	感觉神经末梢	瘙痒、疼痛
	中枢神经	维持觉醒
H_2	胃壁细胞	胃酸分泌增加
	血管	扩张
	窦房结、心室肌	心率加快、收缩增强
H_3	中枢与外周神经末梢突触前膜	负反馈性调节组胺的合成与释放

组胺应用价值小,主要用于真假胃酸缺乏症、麻风病的辅助诊断。

第二节 抗组胺药

抗组胺药是一类能竞争性阻断组胺与其受体结合,从而产生拮抗作用的药物。临床常用的有 H_1 受体阻断药和 H_2 受体阻断药。

一、H_1 受体阻断药

【用药基础】

H_1 受体阻断药能竞争性阻断组胺的 H_1 型效应而发挥抗组胺作用。本类药物从20世纪60年代开始应用于临床后,发展迅速:第一代(镇静性抗组胺药),如苯海拉明、异丙嗪、氯苯那敏、曲吡那敏、赛庚啶等,其中枢抑制作用强,明显镇静且抗胆碱,有嗜睡,作用时间短,口、鼻、眼干燥等缺点。第二代(非镇静性抗组胺药),如阿司咪唑、特非那定、西替利嗪、氯雷他定、氮莫斯汀、依美斯汀、依巴斯汀、左卡巴斯汀、咪唑斯汀、奥沙米特等,它们具有第一代药物选择性阻断 H_1 受体的特点,无明显嗜睡作用,作用时间较长效,但是发现有引起心律失常的危险。第三代,如非索那定、左西替利嗪、去甲阿司咪唑,它们具有第二代药物的特点,能改善学习与记忆能力,也无明显嗜睡作用,同时比第二代药物心脏毒性发生率低。

1. **外周 H_1 受体阻断作用** 能完全对抗组胺引起的支气管及胃肠道平滑肌收缩;抑制组胺引起的毛细血管通透性增高、局部渗出水肿;部分对抗组胺引起的血管扩张、血压下降。

2. **中枢作用** 本类药物多数能透过血-脑屏障,产生不同程度的镇静、嗜睡,以异丙嗪、苯海拉明最强,曲吡那敏、赛庚啶次之。而阿司咪唑、西替利嗪等第二代 H_1 受体阻断药,因不易透过血-脑屏障,几乎没有中枢抑制作用。

3. **其他作用** 本类药物多数有中枢和外周抗胆碱作用,可防晕止吐,也能一定程度地减少唾液腺和支气管腺体分泌,轻度松弛支气管平滑肌。较大剂量苯海拉明、异丙嗪尚有弱的局麻作用和心脏抑制作用。赛庚啶有较强的抗 5-HT 作用等。

常用 H_1 受体阻断药的比较如表 28-2 所示。

表 28-2 常用 H_1 受体阻断药的比较

	药物	持续(h)	H_1R 阻断	镇静催眠	防晕止吐	抗胆碱	心脏毒性
第一代	苯海拉明	4~6	++	+++	++	+++	-
	氯苯那敏	3~6	+++	+	-	++	-
	异丙嗪	6~12	+++	+++	++	+++	-
	曲吡那敏	4~6	++	++	-	-	-
	赛庚啶	6~8	+++	++	+	-	-
第二代	阿司咪唑	20~40	+++	-	-	-	+
	特非那定	10~14	+++	-	-	-	+
	氯雷他定	10	+++	-	-	-	+
	西替利嗪	7~10	+++	-	-	-	+
	左卡巴斯汀	16	+++	-	-	-	+

第二十八章 组胺和抗组胺药

续表

	药 物	持续(h)	H_1R阻断	镇静催眠	防晕止吐	抗胆碱	心脏毒性
第三代	非索那定	14~20	++	-	-	-	-
	左西替利嗪	24	++++	-	-	-	-
	去甲阿司咪唑	10~20	+++	-	-	-	±

【护理应用】

1. 变态反应性疾病　对组胺释放所引起的荨麻疹、枯草热、过敏性鼻炎等皮肤黏膜变态反应疗效好,可作为首选。对虫咬性皮炎、药疹、接触性皮炎等引起的皮肤瘙痒以及输血输液反应也有良效。现多选用第二代非镇静类 H_1 受体阻断药。对过敏性支气管哮喘疗效差,对过敏性休克几乎无效。

2. 防晕止吐　用于晕动病、放射病等引起的呕吐。预防晕动病常用茶苯海明(氨茶碱与苯海拉明的复盐),在乘车、船前半小时服 25~50 mg;长途乘车、船可于每次饭前服 50 mg。阿司咪唑宜餐前 1 h 服用,以防食物影响药效发挥。

3. 镇静催眠　常选异丙嗪、苯海拉明等,可短期用于失眠症,尤其适用于变态反应性疾病引起的焦虑性失眠患者。

4. 其他用途　氯丙嗪、异丙嗪、哌替啶组成冬眠合剂用于人工冬眠。异丙嗪也作为复方镇咳祛痰药的成分。

【用药监护】

(一)不良反应

1. 中枢神经系统反应　第一代 H_1 受体阻断药多见嗜睡、头晕、乏力等中枢抑制症状。少数患者(尤其是儿童)可出现失眠、烦躁、头痛等中枢兴奋症状。

2. 胃肠道反应　有口干、厌食、恶心、呕吐、腹泻或便秘等。

3. 局部刺激　以苯海拉明和异丙嗪明显。

4. 心律失常　阿司咪唑等第二代 H_1 受体阻断药过量可致严重的心律失常。

5. 其他反应　偶见皮疹、粒细胞减少、溶血性贫血、视力模糊、排尿困难、阳痿等。早孕妇女用药有致畸的危险。

(二)禁忌证

孕妇及哺乳期妇女禁用,青光眼、尿潴留、前列腺增生、幽门梗阻患者及对本类药物过敏者禁用。重症肌无力、癫痫、哮喘、甲状腺功能亢进、糖尿病患者、老年人、孕妇及哺乳期妇女慎用。儿童不宜服用。

(三)护理用药注意事项

(1)提醒患者在服药期间不宜从事高速、高空及高精密度的工作,也不宜饮酒,以免加重中枢抑制。

(2)为减少胃肠道反应,多数 H_1 受体阻断药宜餐后服药或与牛奶同服。

(3)不宜长期局部用药。苯海拉明和异丙嗪不宜皮下注射,应选择大肌群深部肌内注射。含防腐剂的马来酸氯苯那敏不宜直接静脉给药。

(4)用药期间,注意观察心脏反应。发现异常及时向主管医生汇报,同时采取临时护理措施。

（5）可加强阿托品、三环类抗抑郁药、单胺氧化酶抑制剂的抗胆碱作用,降低口服抗凝药如华法林的疗效。

二、H_2受体阻断药

H_2受体阻断药主要用于消化性溃疡的治疗,临床常用药物有西咪替丁、雷尼替丁、法莫替丁等。

（邹浩军）

第二十九章　作用于呼吸系统的药物

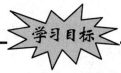

1. 了解麻醉性镇咳药可待因的作用、用途、不良反应和用药注意事项。
2. 了解祛痰药的用途和用药注意事项。
3. 熟悉平喘药的应用特点、用途和用药注意事项。

咳、痰、喘是呼吸系统疾病的常见症状。镇咳药是能抑制咳嗽反射，缓解患者咳嗽的药物；祛痰药是使痰黏稠度降低，变得易咳出，从而使呼吸道通畅的药物；平喘药是能扩张支气管平滑肌，解除其痉挛的药物。本章介绍的药物主要是针对此3种症状的对症治疗药。

第一节　镇　咳　药

 知识链接

咳嗽是呼吸系统的一种防御性反射，当炎症、异物或痰液刺激呼吸道机械感受器、化学感受器或牵张感受器时，冲动由迷走神经传到延脑咳嗽中枢，再影响多种与咳嗽动作有关的神经核，通过传出神经引起咳嗽。轻度咳嗽有利于排痰、排异物，清洁呼吸道，痰排出后多能自然缓解，一般不必用镇咳药。但剧烈而频繁的严重咳嗽，则对患者带来不利和痛苦，需设法予以制止。镇咳药是一类抑制咳嗽反射减轻咳嗽的频度和强度的药物，根据作用部位可分为中枢性镇咳药和外周性镇咳药两类。前者通过直接抑制咳嗽中枢起作用，后者则主要靠抑制呼吸道感受器或反射弧的传入神经或传出神经的某一环节而发挥镇咳作用。

一、中枢性镇咳药

可待因(甲基吗啡)

【用药基础】

可待因口服吸收快而完全,约 20 min 起效,维持 4~6 h,在肝内大部分代谢成无活性产物,由尿排出,约 10% 转化成吗啡,呈游离型或结合型由尿排出。其作用与吗啡相似而较弱,镇痛作用约为吗啡的 1/12~1/10,镇咳作用药约为吗啡的 1/4,呼吸抑制作用也比吗啡弱。对镇咳中枢选择性高,镇咳效果好。

【护理应用】

口服磷酸可待因片剂 15~30 mg/次,每日 3 次。可用于其他镇咳药无效的剧烈干咳。

【用药监护】

(一)不良反应

较吗啡轻,偶见恶心、呕吐、便秘。

(二)禁忌证

因抑制咳嗽反射,可致呼吸道大量积痰,故禁用于多痰、稠痰患者。

(三)护理用药注意事项

因本药能轻度收缩支气管,所以对支气管哮喘性咳嗽也不宜应用。久用可致依赖性,宜控制使用。中毒量能明显抑制呼吸,并产生中枢兴奋及烦躁不安。小儿过量可发生惊厥。

喷托维林

本药主要通过抑制咳嗽中枢产生作用,同时有部分药物经呼吸道分泌排出,对呼吸道黏膜有轻度的局部麻醉作用,故兼有外局性镇咳作用。此外,还有轻度阿托品样平滑肌解痉作用。镇咳作用为可待因的 1/3。无可待因那样的躯体依赖性和呼吸抑制作用。适用于急性上呼吸道感染引起的无痰干咳和百日咳,常与氯化铵合用。不良反应较轻,偶有轻度头痛、头晕、口干、恶心、腹胀、便秘等。青光眼患者忌用。

氯哌斯汀

具有抗组胺药的基本结构,为苯海拉明的衍生物。主要抑制咳嗽中枢,又能阻断 H_1 受体,对支气管平滑肌痉挛及其黏膜充血、水肿有微弱缓解作用,该作用也有助于对咳喘的治疗。镇咳作用仅次于可待因,无耐受性和成瘾性。对慢性支气管炎等有良好止咳效果。服药后 20~30 min 奏效,维持 3~4 h,不良反应较少,有轻度口干,嗜睡等。

右美沙芬

镇咳作用与可待因相当,无镇痛作用,无成瘾性。服后 15~30 min 起效,维持 3~6 h。不良反应少,有口干、恶心、眩晕等。用于干咳、阵咳和剧咳。

二、外周性镇咳药

苯佐那酯

【用药基础】

丁卡因衍生物,有较强的麻醉作用。对肺脏牵张感受器具有明显的抑制作用,抑制迷走神经反射,从而抑制咳嗽的向心冲动传入,产生镇咳作用。尚有一定的中枢抑制作用,能抑制延脑内多神经元反射。

【护理应用】

口服苯佐那酯糖衣丸 50～100 mg/次,每日 3 次,可用于干咳和阵咳,服后 10～20 min 起效,维持 3～8 h。效果略逊于可待因。

【用药监护】

不良反应较轻,有轻度嗜睡、头痛、眩晕,偶见皮疹、鼻塞。服用时勿将药丸咬破以免口腔产生麻木感。

苯丙哌啉

为非麻醉性强镇咳药。起效迅速,维持时间长,镇咳强度为可待因的 2～4 倍,镇咳机制既有外周性,也有中枢性。无成瘾性,不良反应少而轻,可有口干、烧心、厌食、皮疹等。

第二节 祛痰药

 知识链接

痰是呼吸道炎症的产物,主要由气管、支气管腺体和杯状细胞分泌的黏液和浆液组成,还掺杂有炎症渗出物和脱落细胞等。积痰能引起咳嗽、加重感染和喘,大量痰液还能阻塞呼吸道引起呼吸困难。

祛痰药是能使痰黏稠度下降促进痰液排出的药物。按作用原理可分为痰液稀释药和黏痰溶解剂两类。

一、痰液稀释药

多数为恶心性祛痰药,口服后刺激胃黏膜迷走神经末梢,反射性兴奋延脑呕吐中枢,引起轻度恶心,经支配气管、支气管内腺体的迷走神经,使这些腺体分泌增加,痰液变稀,易于咳出。这些药直接刺激呼吸道黏膜,促进分泌,使痰液变稀,并使黏膜轻度充血,促进局部血液循环。

氯化铵

【用药基础】

口服后能刺激胃黏膜迷走神经末梢,反射性引起支气管腺体分泌增加。由于痰液稀释和咳出,对支气管黏膜的刺激减少,咳嗽也随之减轻。此外,部分氯化铵可从呼吸道黏膜排出,靠渗透压作用带出水分,使痰液稀释,易于咳出。

【护理应用】

本药祛痰作用较弱,多与其他药配成复方制剂 0.3～0.6 g/次,每日 3 次口服,用于急性呼吸道炎症痰黏稠不易咳出的病例。本药尚有利尿和酸化尿液的作用。

【用药监护】

(一) 不良反应

对胃黏膜有刺激作用,可致恶心、呕吐。

(二) 禁忌证

溃疡病、肝肾功能不全者慎用。

(三) 护理用药注意事项

由于为强酸弱碱盐,在体内可引起血氯过高性酸中毒和血氨升高。长期使用应注意血象。

愈创木酚甘油醚

口服后能刺激胃黏膜,反射性引起支气管分泌增加而起到祛痰止咳作用。祛痰作用较强,还有较弱的消毒防腐作用,可减轻痰液恶臭。服后 30～60 min 血药浓度达高峰,2 h 后迅速下降,代谢后大部分形成糖醛酸从尿排出,无蓄积作用。无明显不良反应。

二、黏痰溶解药

黏痰溶解药能使痰中黏多糖、黏蛋白等黏性物质分解,使痰黏滞度下降,从而使痰易于咳出。

溴 己 新

【用药基础】

溴己新为人工合成类似物,能直接作用于痰液,使黏多糖断裂分解,降低痰液黏度,使痰易于咳出。口服后刺激胃黏膜,反射性地引起支气管浆液分泌增加,故有较强的祛痰作用。

【护理应用】

用于祛痰、镇咳。口服溴己新片剂 1 h 后奏效,维持 6～8 h,连服 3～5 d 作用最明显。肌内注射作用稍快,也可气雾给药。

【用药监护】

不良反应较少,个别患者有恶心及胃部不适,偶见血清转氨酶升高。溃疡病及肝病患者慎用。

乙酰半胱氨酸

本药对白色黏痰和脓性黏痰均有效。用于黏稠痰阻塞气道、咳嗽困难者。一般以喷雾法给药,本药有特殊臭味,易引起恶心、呕吐、口臭等;对呼吸道有刺激作用,可引起咳呛及支气管

第三节 平 喘 药

知识链接

> 支气管哮喘是因支气管痉挛而发生的阻塞性呼吸困难，往往伴有支气管黏膜水肿和分泌物增多。发病机制主要是Ⅰ型变态反应，使细胞脱颗粒，释出过敏介质引起哮喘。其次，迷走活性增高和炎症也是哮喘发生的机制。

一、β受体激动剂

β受体兴奋剂通过激动支气管平滑肌膜上的 $β_2$ 受体，使支气管平滑肌松弛。本类药物对解除气管痉挛疗效佳，特别是 $β_2$ 受体激动剂，如沙丁胺醇，不似肾上腺素和异丙基肾上腺素对 $β_1$ 和 $β_2$ 缺乏选择性，它有兴奋心脏和口服无效等缺点，可用于各种原因诱发的支气管哮喘。

沙丁胺醇

【用药基础】

为选择性 $β_2$ 受体激动剂。平喘作用与异丙肾上腺素相近，对心脏的兴奋作用仅为后者的1/10。

【护理应用】

用于支气管哮喘。性质稳定，口服沙丁胺醇片剂每日 6～12 mg，2～4 mg/次；或使用气雾剂每次吸入 1～2 下，每 4 小时 1 次皆可。口服 30 min 起效，雾化吸入 5 min 起效，维持时间较久。

【用药监护】

由于可激动骨骼肌上 $β_2$ 受体，所以有手指震颤的不良反应。心功能不全、高血压及甲状腺功能亢进患者慎用。

肾上腺素

可兴奋 $β_2$ 受体而平喘，作用确实，但由于也兴奋 α 受体和 $β_1$ 受体，因此选择性差，有血压升高、心律加快和心律失常等不良反应。用于支气管哮喘急性发作和过敏性休克抢救。口服无效。皮下或肌内注射，3～5 min 显效，维持 1～2 h。

麻黄碱

对 α、$β_1$、$β_2$ 受体皆有激动作用，但作用较弱，起效较慢，持续较久，口服有效。用于轻症哮喘发作的缓解和哮喘发作的预防。主要不良反应为中枢兴奋引起的失眠,连续应用易产生快速耐受性。

异丙肾上腺素

对 $β_1$ 和 $β_2$ 受体均有强大激动作用。扩支气管作用比肾上腺素强。口服无效。产生最大效果的阈剂量为每次吸入 20 μg,再增加剂量,即使达每次 160 μg,所增加的效果并不显著。疗效维持 1~2 h。用于支气管哮喘急性发作。不良反应主要有激动 $β_1$ 受体引起的心脏兴奋。

特布他林

本药为选择性 $β_2$ 受体激动剂,作用强度较沙丁胺醇弱,作用迅速,维持时间长。不良反应少见。

克仑特罗

为选择性 $β_2$ 受体激动剂。扩支气管作用较沙丁胺醇强 100 倍。口服吸收快而完全,作用可维持 24 h。有引起手指震颤的不良反应,特别在治疗开始阶段。甲状腺功能亢进、心律失常及高血压患者慎用。

二、茶碱类

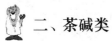

氨 茶 碱

【用药基础】

氨茶碱松弛支气管平滑肌作用可靠、平喘疗效稳定;能利尿强心、加强心肌收缩力,扩张肾血管,提高肾小球滤过率及减少肾小管对 Na^+、Cl^- 的重吸收;并有兴奋中枢神经系统、松弛胆道平滑肌的作用。

【护理应用】

本药可治疗各种哮喘,为最常用的平喘药之一,还可治疗心源性哮喘及胆绞痛。口服易吸收,一般可口服氨茶碱片剂每日 0.3~0.6 g,每次极量 500 mg,2~3 h 出现最大效应,作用维持 5~6 h。还可用于肌内或临用时以 50% 葡萄糖溶液 20~40 ml 稀释后缓慢静脉注射。注射时间不得少于 10 min,每次极量 0.5 g。

【用药监护】

(一) 不良反应

中枢兴奋作用可致失眠和不安;口服刺激胃肠明显,可致恶心呕吐;静脉注射过速或过量,可引起心悸、心律失常,甚至血压骤降、惊厥等反应。

(二) 护理用药注意事项

本药碱性较强,不宜与酸性药物配伍,口服刺激大,宜饭后服。注射需缓慢,常用葡萄糖溶液稀释后静脉注射或静脉滴注(时间不少于 10 min),并严格控制剂量。

三、抗过敏平喘药

色甘酸钠

【用药基础】

本药的作用主要是通过稳定肥大细胞膜,防止膜裂解和脱颗粒,从而抑制了过敏介质的释放,防止哮喘的发作。其作用机制为稳定肥大细胞膜,阻止 Ca^{2+} 由细胞外流入,从而抑制抗原、抗体结合引起的肥大细胞脱颗粒和释放过敏介质。

【护理应用】

主要是预防哮喘发作,必须在接触哮喘诱发因素前 7~10 d 用药,色甘酸钠胶囊剂用特别吸入器吸入每次 20 mg,用药后保护作用可持续数小时。对外源性即过敏性哮喘及青少年患者疗效较好。对内源性哮喘(即感染性)也有一定效果;对喘息型慢性气管炎几乎无作用;对正在发作的患者无效,需连用数日甚至数周后才有效。

【用药监护】

不良反应:少数患者可有咽喉、气管刺激症状和胸部紧迫感,甚至诱发哮喘,同时服用少量 β 受体激动剂可防止。长期应用对肝、肾功能及血象均未见不良影响。用药期间突然停药,可诱发哮喘发作。

酮替芬

本药为一新型抗变态反应药。既有与色甘酸钠类似的抑制过敏介质释放作用,又有抗组胺作用(为氯苯那敏的 10 倍)和抗 5-HT 作用。用于哮喘的预防发作,疗效优于色甘酸钠。不良反应有嗜睡、困倦、口干等,偶有皮疹和转氨酶升高。从事驾驶和高空操作者慎用。

四、肾上腺皮质激素

肾上腺皮质激素平喘效果好,对用其他药物无效的哮喘持续状态或重症哮喘都有效,但其药理作用十分广泛,不良反应多,因此不宜长期或广泛使用,仅用于重症或其他药物不能控制的情况。

二丙酸倍氯米松

本药为地塞米松的衍生物,也是一种新的局部作用强的糖皮质激素。抗炎作用为地塞米松的 500 倍。气雾吸入直接作用于气道而发挥平喘作用。吸收作用很小,即使自肺吸入后,也迅速灭活,因此几乎无全身性不良反应。用于那些依赖激素的哮喘患者,可维持疗效而不会表现出全身性不良反应。长期应用易引起咽部白色念珠菌感染。

五、抗胆碱药

抗胆碱药可阻断支气管平滑肌上 M 受体,使支气管平滑肌松弛,并使哮喘患者过高的迷走神经张力降低,从而发挥平喘作用。

异丙托溴铵

为阿托品的衍生物。对支气管平滑肌具有选择性松弛作用。抗胆碱作用比阿托品强。口服不易吸收,用气雾吸入法给药,吸入后 5~10 min 起效,可维持 5~6 h。吸入小量即产生明显的支气管扩张作用,且不增加痰液的黏稠度。不良反应小,无口干、视力模糊等现象,适用于支气管哮喘及喘息型慢性支气管炎等。

(徐丹萍)

第三十章 作用于消化系统的药物

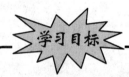

1. 了解常用的助消化药。
2. 熟悉消化性溃疡病药的作用特点、用途和用药注意事项。
3. 了解泻药与止泻药、止吐药的用途和用药注意事项。
4. 了解硫酸镁的作用、用途、不良反应和用药注意事项。

较常见的消化系统疾病包括胃、肠、肝、胆及胰腺等脏器的疾病。因此作用于消化系统的药物比较多。

第一节 助 消 化 药

助消化药能增强消化功能,促进食欲。消化功能障碍与食欲不振主要是由于体内消化分泌不足所致。本类药物主要是补充消化液的分泌不足。此外有些药物能促进消化液的分泌,或阻止肠道过度发酵,也可用于消化不良。

胃 蛋 白 酶

胃蛋白酶来自动物胃黏膜,主要在胃内水解蛋白质,治疗胃蛋白酶缺乏症及病后消化功能减退,遇碱破坏失效,常与稀盐酸合用。

胰 酶

胰酶来自动物胰脏,含胰脂肪酶、胰蛋白酶及胰淀粉酶。能消化脂肪、蛋白质及淀粉等,用于消化不良、食欲不振、胰液分泌不足及胰腺炎等引起的消化障碍。易在酸性液体中被破坏,故常制成肠溶片。因能消化口腔黏膜而引起溃疡,故不能咬碎。

乳酶生

乳酶生为活乳酸杆菌的干燥制剂。在肠内分解糖类产生乳酸,降低肠液 pH 值,抑制腐败菌的繁殖,防止蛋白质发酵,减少肠内产气。主要用于消化不良、腹胀及小儿消化不良性腹泻。不宜与抗生素合用,以免影响疗效。

干酵母

干酵母为麦酒酵母的干燥菌体。含有 B 族维生素,临床用于食欲不振、消化不良及维生素 B 缺乏症的辅助治疗,宜嚼碎吞服,剂量过大可引起腹泻。

第二节 治疗消化性溃疡药

> **知识链接**
>
> 消化性溃疡是指胃肠道与胃液接触部位的慢性溃疡,其形成和发展均与胃液中胃酸及胃蛋白酶的消化作用有关,或乙酸、乙酰水杨酸等破坏胃肠黏膜屏障所致。临床症状主要是泛酸、嗳气及周期性上腹部疼痛。抗溃疡病药物繁多,分别作用于不同的环节来缓解症状,促进溃疡愈合,减少复发。

一、抗酸药

抗酸药是无机弱碱性物质,能中和过多的胃酸,降低胃蛋白酶分解胃壁蛋白的能力,减弱或解除胃酸对胃及十二指肠溃疡面的腐蚀和刺激作用,有利于溃疡面的愈合。此外,胃酸减少可使幽门紧张度降低,从而缓解因幽门痉挛所引起的疼痛。抗酸药主要用于胃、十二指肠溃疡及胃酸分泌过多症的辅助治疗。抗酸药于餐后服的效果比空腹服用为佳。餐后服用,可增加药物在胃内的停留时间,其缓冲作用时间明显延长。本类药物种类很多,但作用基本相同,主要区别在于吸收程度、作用快慢、持续时间及不良反应等(表30-1)。临床都采用复方制剂,以增加疗效、减少不良反应。

表30-1 抗酸药作用比较

特　性	碳酸氢钠	碳酸钙	氢氧化铝	三硅酸镁	氧化镁
抗酸强度	弱	强	中	弱	强
显效时间	快	较快	慢	慢	慢
作用维持时间	短	较长	较长	较长	较长
溃疡面保护作用	无	无	有	有	无
收敛作用	无	有	有	无	无
碱血症	有	无	无	无	无
产生 CO_2	有	有	无	无	无
排便影响	无影响	便秘	便秘	轻泻	轻泻

二、增强黏膜防御功能药

硫 糖 铝

【用药基础】

硫糖铝系蔗糖硫酸脂的碱性铝盐,在胃内能吸附胃蛋白酶,抑制胃蛋白酶分解胃壁蛋白,还能与胃黏膜的黏蛋白络合形成保护膜,覆盖于溃疡面,久服可产生便秘。

【护理应用】

治疗消化性溃疡。

【用药监护】

(一)不良反应

恶心、口干、便秘,但较轻。

(二)护理用药注意事项

(1)嘱患者饭前或临睡前服用,不要与多酶片合用。

(2)本药仅在酸性条件下才有效,因此对十二指肠溃疡效佳。

(3)如有便秘等不良反应,应报告医生并协助处理。

三、抑制胃酸分泌药

西咪替丁

西咪替丁为 H_2 受体阻断药。

【用药基础】

西咪替丁竞争地拮抗 H_2 受体,抑制组胺引起的胃酸分泌,对 M 胆碱受体激动药和五肽胃泌素所引起的胃酸分泌也有抑制作用。

【护理应用】

餐后或睡前口服西咪替丁片剂或胶囊剂每次 200~400 mg,每日 4 次,连用 6~8 周。可用于胃和十二指肠溃疡及胃酸分泌过多症。症状严重者还可用注射剂每次 200 mg,缓慢静脉滴注。

【用药监护】

可出现头晕、头痛、腹泻、皮疹等。静脉滴注速度过快可使心率减慢,心肌收缩力减弱。

哌仑西平

哌仑西平为 M 胆碱受体阻断药。

【用药基础】

为 M_1 胆碱受体阻断药,使胃酸和胃蛋白酶分泌减少。本药口服后 2~3 h 达血浆峰浓度,消除半衰期约 11 h。不通过血-脑屏障,故无中枢作用。

【护理应用】

早、晚饭前 1.5 h 口服哌仑西平片剂每次 50 mg,连用 4~6 周,对胃和十二指肠溃疡的疗效与西咪替丁相当,而不良反应较轻。
【用药监护】
不良反应轻微,有轻度口干、视力模糊现象。

奥美拉唑

奥美拉唑为胃壁细胞 H^+ 泵抑制药。
【用药基础】
奥美拉唑为强效抗消化性溃疡药。它通过抑制壁细胞 H^+ 泵(H^+,K^+-ATP 酶),使 H^+ 不能由胃壁细胞泵向胃腔。从而抑制胃酸分泌。
【护理应用】
口服奥美拉唑片剂每次 20 mg,可用于胃和十二指肠溃疡、反流性食管炎以及高胃酸分泌症患者。
【用药监护】
不良反应主要有口干、恶心、乏力、头痛及肢端麻木,偶有皮疹、外周神经炎、男性乳房女性化等。

第三节 止吐药

甲氧氯普胺

【用药基础】
甲氧氯普胺主要通过阻断延脑催吐化学感受区的多巴胺受体而发挥止吐作用。还能促进食管与胃的蠕动,加速胃的排空,增强胃肠道动力。
【护理应用】
饭前半小时服用甲氧氯普胺片剂每次 5~10 mg,可用于胃肠功能失调所致的恶心、呕吐,及放射治疗、手术后和药物引起的呕吐。还用于功能性胃肠道张力低下。阿托品等抗胆碱药能降低它的作用。
【用药监护】
不良反应有头晕、困倦、便秘等,并可提高噻嗪类药物的锥体外系反应。孕妇禁用。

第四节 泻药与止泻药

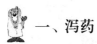 一、泻药

泻药是通过增加粪便内水分,从而使粪便软化或润滑肠道等方式,使排便通畅的药物。主要用于治疗习惯性便秘,排除肠内毒物,或在服用某些驱虫药后,用以排除肠内虫体。

硫 酸 镁

硫酸镁属容积性泻药。容积性泻药又称为盐类泻药,这些药液经口服后,使肠内渗透压升

高,阻止肠道内水分吸收,使肠内容积增大,肠道被扩张而刺激肠壁,使小肠蠕动增加,内容物迅速进入结肠,引起排便。

硫酸镁口服出现导泻利胆作用,注射给药有抗惊厥及降压作用。

【用药基础】

1. 导泻　硫酸镁和硫酸钠口服提高肠内渗透压,反射性地引起肠蠕动增加而导泻。硫酸钠的导泻作用较硫酸镁弱,但远比硫酸镁安全。在口服中枢抑制药中毒时,应采用硫酸钠导泻,但对充血性心力衰竭患者,应禁用硫酸钠。

2. 利胆　口服高浓度的硫酸镁,可刺激十二指肠黏膜,反射性地使总胆管括约肌松弛,胆囊收缩,胆汁排空。

3. 抗惊厥　镁离子抑制中枢神经系统,并使运动神经释放乙酰胆碱减少,导致骨骼肌松弛,故呈现抗惊厥作用。

4. 降压　镁离子能抑制中枢神经系统和直接扩张外周血管,降低血压。

【护理应用】

（1）将硫酸镁粉剂每次5~20 g,溶于一杯水中,清晨空腹服下,可用于急性便秘、清除肠内毒物及服用驱虫药后加速虫体排出。

（2）饭前服硫酸镁或用导管直接将高浓度(33%)的硫酸镁注入十二指肠可治疗阻塞性黄疸及慢性胆囊炎等。

（3）肌内注射硫酸镁注射剂每次1 g,临床用于破伤风和子痫所致惊厥。

（4）肌内注射硫酸镁还可用于高血压脑病和高血压危象。

【用药监护】

（一）不良反应

注射过快可致血压急剧下降、肌腱反射消失、呼吸抑制等急性中毒症状。

（二）禁忌证

因对肠壁刺激作用强,易致盆腔充血,故孕妇及月经期妇女禁用。

（三）护理用药注意事项

硫酸镁应稀释后缓慢静脉注射或静脉滴注,一旦中毒应立即静脉注射钙盐,并进行人工呼吸。

酚　酞

酚酞属接触性泻药。接触性泻药与肠黏膜直接接触后,能使黏膜通透性增加,使电解质和水向肠腔内扩散,从而使肠腔内液体增多;并增加肠周期性蠕动,从而发挥导泻作用。

酚酞口服后在肠内与碱性肠液形成可溶性钠盐,促进肠蠕动。主要作用于结肠,作用温和,服药后4~8 h排出软便。用于习惯性便秘。酚酞口服后约15%被吸收,主要随尿排出,部分由胆汁排泄,形成肝肠循环,延长作用时间,故每次给药可维持3~4 d。也可通过乳汁分泌,偶有过敏反应,过敏体质者及婴儿禁用。幼儿及孕妇慎用。

液状石蜡和甘油

液状石蜡和甘油属润滑性泻药。润滑性泻药主要起润滑作用,有利于排便。

液状石蜡是一种矿物油,在肠道内不被吸收,但能妨碍水分的吸收,因此能软化大便,适用于老人及小孩的便秘。由于妨碍脂溶性物质的吸收,长期服用后可影响维生素 A、D、K,磷及钙的吸收,故不宜长期服用。

甘油可用注射器直接灌入肛门内或制成甘油栓。开塞露即为 50% 的甘油溶液。

二、止泻药

腹泻是多种疾病的常见症状,治疗时主要采取对因治疗。剧烈而持久的腹泻,会引起脱水和电解质紊乱,因此在对因治疗的同时,还应适当采用止泻药以控制症状。本类药物有阿片类制剂、收敛药、吸附剂以及新型哌替啶衍生物等(表30-2)。

表30-2 常用止泻药比较

药名	作用与用途	应用注意点
复方樟脑酊	含阿片和樟脑,能增加胃肠道平滑肌的张力,抑制其蠕动而止泻。作用强,仅用于较严重的非感染性腹泻	有成瘾性,腹泻早期及腹胀者不宜用
次碳酸铋	具有保护、收敛及止泻作用,用于胃肠道功能不全、吸收不良引起的腹泻及腹胀等	细菌性感染所致的肠炎时,宜先控制感染后再用
药用炭	颗粒小,总面积大,能吸附肠内细菌及气体,能防止毒物吸收而止泻。作用迅速,能与异物结合形成毒物复合物,稳定 24 h 以上	受潮后,吸附能力差,疗效也降低,故宜干燥保存

(徐丹萍)

第三十一章　子宫收缩药及舒张药

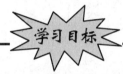

1. 叙述缩宫素、麦角制剂对子宫的作用特点、应用异同点。
2. 熟悉护理用药注意事项。

第一节　子宫兴奋药

子宫兴奋药是一类选择性直接兴奋子宫平滑肌的药物,包括缩宫素、麦角生物碱和前列腺素等。其作用可因子宫生理状态、用药剂量的不同而有差异,用于催产、引产、产后止血、子宫复旧等。但若使用不当,可造成子宫破裂或胎儿宫内窒息等严重后果。女性骨盆正中矢状断面如图31-1所示。

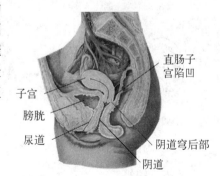

图31-1　女性骨盆正中矢状断面

缩　宫　素

【用药基础】

缩宫素是垂体后叶分泌的肽类激素,口服无效。效价以单位(U)计算(1 U 约等于 2 μg)。

1. 兴奋子宫　缩宫素能直接兴奋子宫平滑肌,加强其收缩力。其作用强度受给药剂量和女性激素水平的影响:① 小剂量(2~5 U)可引起妊娠末期子宫节律性收缩,收缩的性质类似生理性分娩,使宫底收缩明显而宫颈相对松弛,有利于胎儿娩出。大剂量(5~10 U)可引起子宫强直性收缩,有造成子宫破裂或胎儿宫内窒息的危险;② 妊娠后期高水平的雌激素可提高子宫平滑肌对缩宫素的敏感性,妊娠初期高水平的孕激素则降低其敏感性。临产子宫对缩宫素最敏感。

2. 其他作用　缩宫素还能促进排乳。大剂量能引起血压下降,并有抗利尿作用。

【护理应用】

1. 催产和引产　小剂量缩宫素用于无产道异常而宫缩乏力产妇,促进分娩。对需提前终止妊娠者,可用缩宫素引产。

缩宫素作催产或引产时,须稀释后作静脉滴注,给药剂量一般每次 2～5 U,用 0.9% 氯化钠注射液或 5% 葡萄糖溶液 500 ml 稀释至 0.01 U/ml。先以 8～10 滴/分的速度静脉滴注,逐渐增加滴速,直至宫缩与正常分娩相似。一般不超过 40 滴/分,滴注时间不超过 6～8 h。

2. 产后止血　注射较大剂量缩宫素(5～10 U),可迅速引起子宫强直性收缩,压迫子宫肌层内血管而止血。常加用麦角制剂以维持子宫的强直性收缩状态。用于产后止血或促进子宫复原时,可肌内注射 5～10 U,极量 1 次 20 U,也可 5～10 U 加于 5% 葡萄糖溶液中静脉滴注。

 知识链接

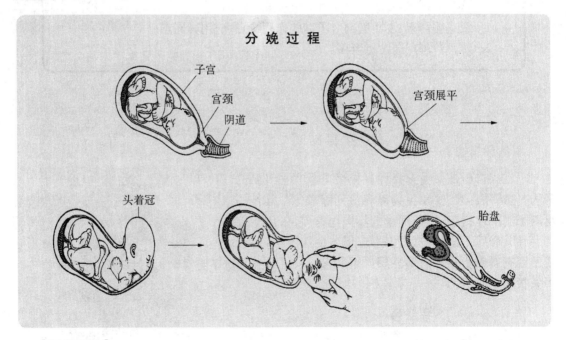

【用药监护】

(一) 不良反应

1. 胎儿宫内窒息或子宫破裂　常因给药剂量过大引起子宫强直性收缩所致。
2. 其他　偶见恶心、呕吐、血压下降、过敏反应、心律失常等。

(二) 禁忌证

作催产或引产时,凡产道异常、胎位不正、头盆不称、前置胎盘、3 次以上经产妇或有剖宫产史者禁用缩宫素;心脏病、严重高血压、过大子宫、有宫内感染史、臀位产、胎盘早剥、早产、胎头未衔接等慎用。

(三) 护理用药注意事项

(1) 了解患者既往有无心血管疾病等病史,询问孕史、用药史及过敏史。仔细测孕产妇的血压、脉搏、体温、体重,观察宫缩强度、频率、间隔及持续时间,监听胎儿心音与心率。

(2) 应注意控制给药剂量和静脉滴注速度。催产、引产时不宜肌内注射。

(3) 不可同时多途径给药或并用多种缩宫药,以防子宫收缩过强引起胎儿窒息或子宫破裂、宫颈撕裂。

(4) 用药过程中,第一产程每 10~15 min 检查胎心音及产妇血压、脉搏各 1 次,并检查宫缩及宫口开大情况。第二产程在每次宫缩后或每 3 min 检查胎心音,若宫缩时间延长持续在 1.5 min 或更长,间歇时间不足 2 min,收缩压约 50 mmHg(6.7 kPa)或胎心音减弱、心率增高超过 150 次/分时,应指导产妇呼吸、采取左侧卧位,并立即报告主管医师,停止给药,采取助产措施,防止胎儿宫内窘迫。若产妇出现过敏、呼吸困难、心前区疼痛、血管痉挛、虚脱,也应立即报告主管医生,停药处置。

(5) 肾上腺素、吗啡、硫喷妥钠、氟烷合用,可减弱本药子宫收缩作用。麻黄碱或其他缩血管药可增强本药的升压作用引起严重高血压。一般不与去甲肾上腺素、甲哌氯丙嗪、水解蛋白、纤维蛋白溶酶、华法林等混用。

(6) 不可冷冻,应冷藏保存。

前列腺素类

【用药基础】

与生殖系统有关的前列腺素类有地诺前列酮(PGE_2)、前列腺素 $F_{2\alpha}$($PGF_{2\alpha}$)和 15-甲基前列腺素 $F_{2\alpha}$ 等。作为子宫兴奋药应用于临床的有米索前列醇、地诺前列酮、地诺前列素、硫前列酮和卡前列甲酯等。

前列腺素对妊娠各期的子宫都有显著兴奋作用,分娩前子宫更敏感,对妊娠初、中期子宫兴奋作用强于缩宫素。使子宫平滑肌产生节律性收缩,在增强子宫体平滑肌收缩的同时,使子宫颈松弛。给药途径较多,口服、静脉滴注、阴道植入、宫腔内或羊膜腔内给药,均能产生效果。

【护理应用】

临床主要用于足月、中期妊娠的引产、药物流产和抗早孕。将地诺前列酮和碳酸钠溶液各 1 支加入 10 ml 的 0.9% 氯化钠注射液中,摇匀使成稀释液,用法:① 静脉滴注:将稀释液加入 5% 葡萄糖溶液 500 ml 中滴注,中期妊娠引产 4~8 μg/min(15~30 滴/min),足月妊娠引产 1 μg/min。给药 3 h 后,可酌情加用适量缩宫素,以加速产程;② 宫腔内羊膜腔外给药:每次 200 μg,每 2 h 1 次;③ 宫颈注入:凝胶 0.5 mg 注入宫颈管,6 h 后可重复给药 1 次,24 h 内不超过 1.5 mg;④ 阴道给药:栓剂 20 mg 置入阴道内,每 3~5 h 重复 1 次,直至流产,给药总量不超过 240 mg。若用于足月引产,首次 3 mg,8 h 后可重复 3 mg。

【用药监护】

不良反应主要为恶心、呕吐、腹痛等胃肠道兴奋现象。用药过程中应密切注意观察。引产时禁忌证和注意事项同缩宫素。

麦角生物碱

【用药基础】

麦角是寄生在黑麦中的麦角菌的干燥菌核,目前已用人工培养获得。麦角中含麦角胺、麦角毒、麦角新碱等多种化合物。麦角胺和麦角毒对血管作用显著,麦角新碱对子宫作用强。

1. 兴奋子宫　麦角碱类能选择性地兴奋子宫平滑肌,妊娠子宫对麦角碱类比未妊娠子宫敏感,临产时或新产后子宫最敏感。作用比缩宫素强而持久,剂量稍大即可引起子宫强直性收缩,对子宫体和子宫颈的兴奋作用无明显差别,不宜用于催产和引产。

2. 收缩血管　麦角胺能直接收缩动静脉血管;大剂量还会伤害血管内皮细胞。长期使用可造成肢端干性坏疽。

3. 阻断α受体　麦角胺、麦角毒有阻断α肾上腺素受体的作用,使肾上腺素的升压作用翻转。

【护理应用】

1. 治疗子宫出血和促进子宫复原　常选用麦角新碱,对产后或其他原因引起的子宫出血可止血。并能加速产后子宫复原。肌内注射,每次0.2~0.5 mg,必要时半小时后重复1次。静脉滴注,0.2 mg以5%葡萄糖溶液稀释后应用。极量为:每次0.5 mg,每日1 mg。子宫壁注射:0.2 mg于剖宫产时直接注入子宫肌层。子宫颈注射:0.2 mg注射于子宫颈两侧。

2. 治疗偏头痛　常选用麦角胺,收缩脑血管,减少脑动脉血管搏动幅度,用于偏头痛的诊断和治疗。口服,每次0.2~0.5 mg,每日1~2次。多与咖啡因合用以增强疗效。

【用药监护】

(1) 妊娠毒血症、高血压、冠心病、胎儿及胎盘未娩出前禁用,也禁用于催产、引产。哺乳期妇女不宜用。

(2) 麦角新碱可致呕吐,血压升高,偶致过敏反应等。麦角流浸膏中含有麦角毒和麦角胺,长期应用可损害血管内皮细胞。

第二节　子宫平滑肌抑制药(抗早产药)

利托君

利托君是肾上腺素$β_2$受体激动药,能选择性激动子宫平滑肌的$β_2$受体,降低子宫平滑肌收缩的强度和频率,减少子宫活动,从而延长妊娠期。

用于治疗早产、痛经。先静脉滴注,每次150 mg,用5%葡萄糖溶液500 ml稀释后缓慢静滴,于48 h内滴完。宫缩停止后维持用药12 h。静脉滴注结束前半小时改口服:最初24 h内,每2 h 10 mg,维持量为每4~6 h 10~20 mg。每日总量不超过120 mg。直至终止妊娠。

常见心率加快、脉压加大、头痛、震颤、恶心等,偶见皮疹、过敏性休克等不良反应。可升高血糖,降低血钾。对本药过敏、妊娠期不足20周、产前出血需立即分娩者、子痫、宫内死胎、绒毛膜羊膜炎、妊娠高血压综合征禁用。静脉滴注时应保持左侧姿势,以免发生低血压。溶液变色或出现沉淀、结晶应禁用。

除上述药物外,沙丁胺醇、特布他林、黄体酮、硝苯地平、硫酸镁也能一定程度地松弛子宫平滑肌,用于防治早产。

(邹浩军)

第三十二章　肾上腺皮质激素类药

学习目标

1. 理解糖皮质激素的用药基础（体内过程、药理作用）。
2. 理解糖皮质激素的护理应用。
3. 熟悉糖皮质激素的不良反应、禁忌证，并说出护理用药注意事项。

肾上腺皮质激素是由肾上腺皮质分泌的各种激素的总称，包括糖皮质激素、盐皮质激素和性激素。因化学结构中均有甾核（图32-1），故属于甾体类化合物。一般所说的肾上腺皮质激素就是糖皮质激素。

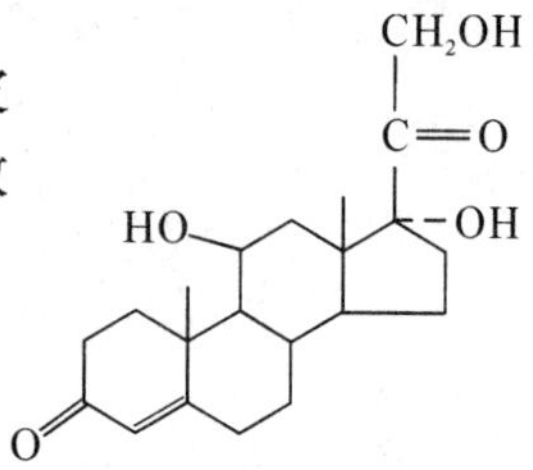

第一节　糖皮质激素

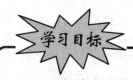

图32-1　甾体激素结构示意图

【用药基础】

（一）体内过程

本类药物脂溶性高，口服、注射吸收均良好，根据治疗需要也可以采取关节腔内注射和皮肤黏膜局部用药；药物的血浆蛋白结合率决定了作用强度和起效时间，一般把作用时间为8~10 h 的药物定为中效药物。主要经肝脏代谢，肾脏排泄；可的松和泼尼松需经肝脏转化为氢化可的松和泼尼松龙才有活性，故严重肝功能不全者不宜选用可的松和泼尼松。

 知识链接

肾上腺皮质由3层构成：最外层为球状带，分泌盐皮质激素、醛固酮；中层为束状

第三十二章　肾上腺皮质激素类药

带,分泌糖皮质激素、氢化可的松和可的松;内层为网状带,分泌微量的性激素。

糖皮质激素种类非常多,因为其英文名称有代表甾体结构的共同词尾"sone 或 lone",故其汉语译音多为"松或龙"。常见药有:短效的可的松,中效的泼尼松和泼尼松龙,长效的地塞米松、倍他米松,局部使用的曲安西龙、氟轻松等。

 知识链接

炎症是由于各种致炎因素(物理、化学、免疫、生物等)激活了机体免疫系统,从而产生一系列病理反应。

炎症早期白细胞浸润、吞噬,前列腺素、5-羟色胺、缓激肽等炎症介质大量释放,引起红、肿、热、痛、功能障碍等局部症状和全身症状;炎症后期,毛细血管和纤维母细胞增生,肉芽组织生成,促进受损组织修复。炎症反应是机体的一种防御反应。

(二) 药理作用

1. 抗炎作用　抗炎作用非常强大。但是本类药物不能抗感染,在使用的同时会降低机体的免疫功能,单独用于感染性炎症时,有可能加重感染。

2. 抗免疫作用　抑制免疫过程的许多环节。小剂量主要抑制细胞免疫;大剂量也能抑制体液免疫。要特别注意本类药物抗免疫作用不能改变个体的过敏体质,但可以有效减轻过敏症状。

3. 抗内毒素作用　能提高机体对细菌内毒素的耐受力,减轻细菌内毒素对机体的损害。产生明显的退热作用,减轻毒血症状。但不能中和及破坏细菌内毒素,对细菌外毒素无作用。

4. 抗休克作用　本类药物通过抗炎、抗免疫、抗毒等作用的综合效应能够有效地对抗休克症状,发挥抢救休克的作用。

5. 对血液系统和代谢的影响　增加循环血液中红细胞、血小板、中性粒细胞数和血红蛋白、纤维蛋白原的含量,减少淋巴细胞、单核细胞、嗜酸性粒细胞数量;升高血糖、脂肪酸含量,增加蛋白分解,血钾、血钙降低,血钠升高。

6. 其他药理作用　引发骨质疏松及儿童骨骼发育障碍,促进胃酸、胃蛋白酶分泌,可提高食欲,促进消化;兴奋中枢,偶可诱发精神病和癫痫等。

【护理应用】

本类药物是临床护理中最常使用的药物之一。

 知识链接

严重呼吸道综合征与糖皮质激素

重度严重呼吸道综合征(SARS)是由 SARS 病毒引起的严重的呼吸系统疾病,传染迅速、病情凶险。在目前没有抗病毒特效药物的情况下,短期、大剂量使用糖皮质激素是迅速缓解高热、呼吸困难等症状,预防呼吸衰竭的首要措施。大量的治疗实践也证实了这一方案的合理性。同时要高度重视超量使用糖皮质激素有可能带来不良反应,如股骨头坏死等。

1. **严重感染性疾病和炎症** 可迅速缓解症状,并增强机体对有害刺激的耐受力,有助于帮助患者度过危险期。如中毒性菌痢、中毒性肺炎、暴发性流行性脑膜炎、急性粟粒型肺结核、败血症等。必须合用足量、有效的抗菌药物;因缺乏特效抗病毒药,病毒感染原则上不宜使用,但危重疾病必须用糖皮质激素迅速控制症状,防止或减轻并发症和后遗症;重要器官或特殊部位的炎症,如结核性脑膜炎、心包炎、胸膜炎、心瓣膜炎、烧伤、关节韧带损伤性炎症、各种非特异性眼炎等,早期应用可减轻粘连和瘢痕的形成,预防或减轻后遗症。

 知识链接

糖皮质激素使用方法

主要有:① 大剂量突击疗法:用于急性、重度、危及生命疾病的抢救,疗程3～5 d;② 一般剂量长期疗法:用于肾病综合征、顽固性支气管哮喘、结缔组织病及各种恶性淋巴瘤等;③ 小剂量替代疗法:适宜脑垂体前叶功能减退症、肾上腺皮质功能不全及肾上腺次全切除术后患者;④ 隔日疗法:即把所用激素的两日剂量于隔日早晨一次给予,可预防长期使用肾上腺皮质引起的废用性萎缩;⑤ 局部用药:常采用呼吸道给药或外用给药。

2. **休克** 本类药物治疗感染性休克疗效最好,应早期、大剂量、突击使用,并配合足量有效的抗菌药;治疗过敏性休克,要在应用肾上腺素的基础上,加用糖皮质激素;治疗心源性休克和低血容量性休克,必须同时进行病因治疗。

3. **过敏性疾病和自身免疫性疾病** 包括:① 一般过敏性疾病在应用其他抗过敏药物治疗无效时,加糖皮质激素辅助治疗,如血清病、过敏性皮炎、荨麻疹、血管神经性水肿、过敏性鼻炎等;② 治疗自身免疫性疾病可缓解症状,抑制病理进程,但不能根治且易复发,必须采取综合治疗措施,如多发性皮肌炎、风湿性或类风湿性关节炎、肾病综合征、系统性红斑狼疮等;③ 糖皮质激素是很强的免疫抑制剂,可防治异体器官移植术后机体的免疫排斥反应。

4. **其他用途** 对再生障碍性贫血、血小板减少症、过敏性紫癜等有一定疗效。对儿童急性淋巴细胞性白血病有较好疗效;局部用药治疗接触性皮炎、湿疹、银屑病等,天疱疮及剥脱性皮炎等较严重的皮肤病需全身用药。

5. 替代疗法　用于治疗急、慢性肾上腺皮质功能减退症,脑垂体前叶功能减退症及肾上腺次全切除术后的激素生理水平维持。

【用药监护】

(一) 不良反应

(1) 本类药物长期应用不良反应较多,应加强用药监护。

1) 药源性肾上腺皮质功能亢进症:长期大剂量应用后引起糖、蛋白质、脂肪和水、盐代谢紊乱,表现为向心性肥胖(满月脸、水牛背、蛙腹、四肢消瘦)、多毛、痤疮、肌无力、水肿、高血压、糖尿病、低血钾等(图32-2)。一般停药后症状自行消退,无需特殊治疗。

2) 诱发或加重相关疾病或并发症:如感染和消化道溃疡,出现高血压、高血脂、动脉硬化、冠心病、糖尿病;妨碍伤口愈合;引起骨质疏松、自发性骨折;抑制儿童生长发育;诱发白内障和青光眼等。

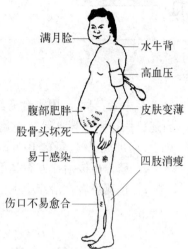

图32-2　药源性肾上腺皮质功能亢进症表现示意图

3) 过量使用出现中枢兴奋:欣快、激动、失眠等,偶尔可诱发精神失常、癫痫,对于儿童可引起惊厥。

(2) 本类药物会抑制内源性激素的调节和分泌,出现停药反应。

1) 药源性肾上腺皮质功能减退症:长期超生理剂量使用,使肾上腺皮质发生废用性萎缩。突然停药,或停药后一段时间内遇有应激情况时,皮质激素生理剂量水平不能维持,出现肌无力、低血糖、低血压,甚至发生昏迷或休克。

2) 反跳现象:长期大剂量用药后突然停药或减量太快,使原有疾病复发或恶化的现象称为反跳现象。

(二) 禁忌证

严重的精神病(过去或现在)和癫痫禁用。活动性溃疡、新近胃肠吻合术、骨折、创伤修复期、角膜溃疡、肾上腺皮质功能亢进症、严重高血压、糖尿病、孕妇以及抗菌药不能控制的感染如水痘、麻疹、真菌感染等禁用。

(三) 护理用药注意事项

(1) 采用糖皮质激素治疗前,特别是需要长期治疗的患者,应作结核菌素试验,排除潜在结核病。

(2) 用药期间注意观察有无皮肤紫癜,情绪变化;有无低钙症状如肌痉挛。

(3) 长期用药需进行饭后2 h血糖、血清钾检查,眼内压等眼科检查,以及脊柱、胸部X线检查。

(4) 嘱患者在用药期间应进食低钠、低糖、高蛋白、高维生素的食物及含钾丰富的水果和蔬菜,有助于预防不良反应的发生。

(5) 糖皮质激素的混悬液制剂不能长期固定部位及肌内注射,以防肌萎缩,影响肢体功能。臀部肌内注射应注意部位交替进行,不能在感染的关节腔内注射给药,不可作皮下注射给药,以防产生局部脓肿或皮下萎缩。

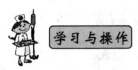

> ### 活动 病例分析
>
> 某患者,男性。因进食海鲜后出现全身皮肤风团、剧痒而就诊,经诊断为荨麻疹,自述已用过阿司咪唑等抗过敏药治疗,未见好转。医生建议在继续使用阿司咪唑基础上,增加泼尼松,每次 10 mg 口服,每日 3 次,共 3 d 量。
> 1. 请分析该治疗方案是否正确,为什么?
> 2. 预测患者在治疗中和治疗后可能出现的问题,拟定护理措施。

第二节 性激素和计划生育用药

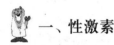

一、性激素

性激素是性腺分泌激素的总称。包括雌激素、孕激素和雄激素。其基本化学结构是甾核,临床应用的大多为人工合成的衍生物。

雌 激 素

【用药基础】

雌激素类主要有炔雌醇、炔雌醚、替勃龙(利维爱)等,另有合成的非甾体类同型物己烯雌酚等。

主要药理作用有促进女性性器官发育和成熟,维持女性第二性征;促进子宫肌层和内膜增殖变厚;和孕激素共同影响子宫内膜的周期性变化,形成月经周期;抑制促性腺激素分泌。

【护理应用】

(1) 用于治疗卵巢功能不全引起的子宫、外生殖器及第二性征发育不全、闭经等。

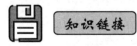

> #### 雌激素补充疗法
>
> 有些更年期妇女为了减轻症状,常口服一定剂量的外源性雌激素,由于外源性雌激素可干扰自身性激素的分泌,导致内分泌紊乱,故需在医生的指导下合理用药,不可滥用;用药期间应密切观察女性阴道出血情况,定期检查子宫、乳房等;雌激素主要在肝内代谢,故用药期间应定期检查肝功能;有子宫出血倾向者及子宫内膜炎、高血压患者慎用。

第三十二章 肾上腺皮质激素类药

（2）治疗功能性子宫出血，适当配伍孕激素以调整月经周期。也可用于围绝经期综合征、老年性阴道炎、女阴干枯症。

（3）用于回乳和治疗退乳后发生的乳房胀痛。还用于治疗绝经期后乳腺癌，但绝经前的患者禁用。与孕激素合用于避孕。

（4）对抗雄激素，用于治疗前列腺癌、痤疮。对老年性骨质疏松症有一定疗效；可有效预防冠心病和心肌梗死等心血管疾病。

【用药监护】

用药后常见恶心、食欲不振、头晕等；长期应用可致子宫内膜过度增生而出血；可引起高血压、水肿，加重心力衰竭；长期应用有增加乳腺癌的危险性；妊娠期使用可引起胎儿发育异常。

孕激素类

天然孕激素主要是由卵巢黄体分泌的黄体酮，临床使用的均是人工合成品及其衍生物甲羟孕酮（安宫黄体酮）、氯地孕酮、炔诺酮、炔诺孕酮和双醋炔诺酮等。

用于治疗功能性子宫出血、先兆性流产和习惯性流产；还用于对抗子宫痉挛性收缩，缓解痛经；与雌激素合用于避孕；对子宫内膜腺癌、前列腺癌等有一定疗效。

偶尔有头晕、恶心、乳房胀痛，久用可引起子宫内膜萎缩、月经减少、性欲改变、多毛、痤疮；妊娠期妇女使用可引起女性胎儿男性化及胎儿生殖器畸形。

雄激素类

天然雄激素主要是由睾丸间质细胞分泌的睾酮（睾丸素）。临床应用的均是人工合成及其衍生物如甲睾酮、丙酸睾酮等。

用于治疗再生障碍性贫血及其他贫血，替代疗法治疗无睾症或类无睾症（睾丸功能不全）和功能性子宫出血，对晚期乳腺癌、卵巢癌也有一定的疗效。具有同化作用，多用于辅助治疗各种消耗性疾病、肌萎缩、生长延缓等，也用于对长期卧床、放疗患者的支持治疗。

女性长期或大剂量用药可引起男性化；男性可出现女性化；对肝脏有一定毒性，能引起胆汁郁积性黄疸。

高血压、心力衰竭、肾炎、肾病综合征患者应慎用；孕妇、哺乳期妇女及前列腺癌患者禁用。用药期期间应定期检查肝功能，出现黄疸应立即停药。

二、计划生育用药

计划生育用药包括抗生育药和治疗不孕症的药物，本节只介绍抗生育药。

抗生育药是一些能够阻碍受孕和终止妊娠的药物，目前多用甾体类女性避孕药。主要由雌激素和孕激素配伍组成。一般按照其作用时间和使用方法分为短效、长效，口服、注射等。常用的短效口服避孕药有：复方炔诺酮片（口服避孕药片Ⅰ号）、复方甲地孕酮片（口服避孕药片Ⅱ号）、复方炔诺孕酮甲片。常用的长效口服避孕药有：复方炔诺孕酮乙片（长效避孕片）、复方氯地孕酮片、复方次甲氯地孕酮片。长效注射避孕药有：复方己酸孕酮注射液（避孕针Ⅰ号)、复方甲地孕酮注射液;探亲避孕药主要有:甲地孕酮片(探亲Ⅰ号)、炔诺酮片(探亲避孕片)、双炔失碳酯(53号避孕片)等。

 知识链接

米非司酮和米索前列醇

为最常用的抗早孕药。对于未采取避孕措施和受孕早期的妇女,应服用抗早孕药终止妊娠。该类药可使子宫内膜缺乏孕酮支持而萎缩,并使子宫收缩活动增强,导致自然流产。一般两药配伍使用,也可用于引产。35岁以上孕妇不宜使用。

本类药物主要通过抑制排卵和干扰孕卵着床来发挥作用,正确使用避孕率可达99.5%。

常见的不良反应有恶心、呕吐、食欲减退等类早孕反应,继续用药可减轻或消失;少数发生不规则出血或闭经;用量过大有增强血液凝固的作用,可诱发血栓性静脉炎、肺栓塞、脑栓塞等。

(张　庆)

第三十三章 甲状腺激素和抗甲状腺药

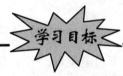

1. 熟悉甲状腺激素作用和护理应用。
2. 了解硫脲类药物的用药基础。
3. 熟悉硫脲类药物的不良反应、禁忌证,并说出护理用药的注意事项。
4. 了解碘及碘化物、β受体阻断药用途及不良反应。

第一节 甲状腺激素

甲状腺激素

甲状腺功能低下相关症状

成人甲状腺功能低下时,甲状腺素分泌减少,基础代谢率降低,产热减少,表现为乏力、怕冷、情绪低落、行动迟缓等症状。严重时发生黏液性水肿。若甲状腺功能先天不足或新生儿缺碘时,影响神经系统发育可引起呆小病(克汀症)。

单纯性甲状腺肿(俗称粗脖子病)是由于合成甲状腺素原料碘缺乏,通过激素合成反馈调节机制,代偿性刺激甲状腺腺体增生、肥大。

【用药基础】

甲状腺激素由甲状腺合成、分泌,包括甲状腺素(T_4)和三碘甲状腺原氨酸(T_3)。T_3、T_4的生理作用相同,T_3比T_4的生物活性高。临床所用的制剂均是人工合成品。

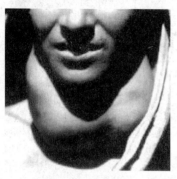

图33-1 地方性甲状腺肿

甲状腺激素是维持体内正常物质代谢、促进生长发育的重要内分泌激素。主要功能有:① 维持机体的生长发育,适量甲状腺素能促进蛋白质的合成,并促进骨骼、性腺和中枢神经系统的发育;② 促进机体的新陈代谢,使糖、蛋白质、脂肪的分解代谢增加;③ 提高中枢及心血管系统对儿茶酚胺的敏感性。

【护理应用】

多采用替代疗法补充甲状腺素,可预防呆小病,治疗甲状腺功能减退症和黏液性水肿,也可治疗单纯性甲状腺肿(图33-1)。

【用药监护】

(一)不良反应

可引起心悸、手指震颤、多汗、兴奋失眠、恐惧、体重下降等,重者可有呕吐、腹泻、高热、脉搏快而不规则。

(二)禁忌证

糖尿病、冠心病、快速型心律失常患者禁用。

(三)护理用药注意事项

(1)嘱患者不能因症状消失而自动停药。

(2)用药期间要特别注意检查心率、心律,若心率>100次/min,或心律有明显变化时,应及时报告医生给予处理。

(3)儿童服用本药时,应注意观察生长情况,测量身高。

(4)嘱患者,服药期间不要吃或接触碘。如需用含碘剂作造影时,需暂停用本品4~6周。

(5)此类药能增强抗凝剂的作用,对同时使用抗凝剂的患者应观察其出血现象。

第二节 抗甲状腺药

本类药物通过阻止或减少甲状腺激素的合成与释放,治疗甲状腺功能亢进症。常用药物有硫脲类、碘和碘化物及β受体阻断药等(表33-1)。

表33-1 常用抗甲状腺药类别及主要用途

药物	内科治疗	手术前准备	甲状腺危象抢救
硫脲类	+++	++	++
碘制剂		++	++
β受体阻断药	++	+	+

第三十三章　甲状腺激素和抗甲状腺药

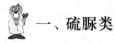 一、硫脲类

常用药物有甲硫氧嘧啶、丙硫氧嘧啶、甲巯咪唑（他巴唑），卡比马唑（甲亢平）。

 知识链接

甲状腺功能亢进相关症状

甲状腺功能亢进症，简称甲亢，是由于甲状腺激素分泌增多，或激素灭活减少引起的，可导致基础代谢率升高，出现饥饿、乏力、怕热、多汗、消瘦、情绪激动、失眠、心率加快和收缩压增高等症状。严重时可发生心律失常、手指震颤，甚至心绞痛、心力衰竭等。

甲状腺功能亢进属于自体免疫性疾病，目前治疗方法主要有：药物治疗（内科治疗）、放射治疗、手术治疗等。

【用药基础】
1. 抑制甲状腺激素的合成　抑制甲状腺素合成过程中有关步骤，使甲状腺激素的合成受阻。对已合成的甲状腺激素无对抗作用，也不能干扰其释放。
2. 抑制外周组织中 T_4 转化为 T_3　能快速降低血清中生物活性较强的 T_3 水平。

【护理应用】
1. 甲状腺功能亢进的内科治疗　对不宜手术或术后复发，不适合放射治疗的轻、中度甲状腺功能亢进患者，规律用药可使症状缓解，基础代谢率趋于正常，一般疗程 1~2 年。
2. 甲状腺功能亢进手术治疗的术前准备　术前缓解症状，防止出现手术并发症及发生甲状腺危象，一般在术前 2 周同时配伍碘剂。
3. 甲状腺危象的治疗　与大剂量碘剂联合应用，可快速控制甲状腺功能亢进的心血管、神经系统症状，防止发生器官衰竭、休克等症状，是重要的综合抢救措施之一。

【用药监护】
（一）不良反应
（1）一般不良反应包括过敏反应，皮疹、瘙痒、荨麻疹等，也可引起消化道反应，出现厌食、恶心、呕吐、腹痛、腹泻等。
（2）粒细胞减少症是最严重的不良反应，一旦发现，应立即停药。遇有发热、咽喉痛等症状应引起注意。

（二）禁忌证
孕妇、甲状腺肿瘤患者禁用。

（三）护理用药注意事项
（1）嘱患者一定遵医嘱按剂量、时间、疗程服药，不可随意减量，加倍或漏服。
（2）用药期间应密切观察发烧、咽痛、皮疹和乏力等症状，并注意血象变化，发现异常及时报告医生。
（3）硫脲类药物可引起凝血酶原减少，故用药期间应注意观察有无出血迹象。

二、碘及碘化物

碘剂的作用随剂量不同而有所差异。

小剂量碘是合成甲状腺激素的必要原料,可防治单纯性甲状腺肿。对早期病例疗效较好,晚期病例则肿大不易完全消退。在食盐中加入适量碘化物可有效预防该病发生。

大剂量碘抑制 T_3、T_4 释放入血,作用快而强;抑制促甲状腺激素(TSH)的分泌,使腺体缩小、变硬、血管减少,有利于手术的顺利进行。与硫脲类合用,用于甲亢术前准备及甲状腺危象的治疗。

部分患者用药后发生碘过敏现象,俗称"碘感冒",主要表现为血管神经性水肿,上呼吸道水肿及严重喉头水肿可引起窒息。长期应用出现慢性碘中毒,表现为口腔、咽喉烧灼感、唾液分泌增多及眼刺激症状等;并诱发甲状腺功能紊乱甚至甲亢。

 ## 三、β受体阻断药

β受体阻断药如普萘洛尔等是甲亢及甲状腺危象的辅助治疗药,主要用途有:① 配合硫脲类的内科治疗;② 配合大剂量的碘、硫脲类用于抢救甲状腺危象;③ 用于甲亢手术治疗或放射性治疗前的准备等。

 学习与操作

活动 病例分析

某患者,女性,43 岁。近 1 年来体重明显减轻,常烦躁易怒、睡眠差、多食、多汗、心悸,双手经常不自主颤动,颈部肿大,无触痛。经检查后诊断为甲状腺功能亢进症。医生开出以下处方:

丙硫氧嘧啶片 100 mg×90

用法:0.1 g,每日 3 次

盐酸普萘洛尔片 10 mg×30

用法:10 mg,每日 3 次

1. 请分析该处方是否合理,为什么?
2. 预测患者在治疗中和治疗后可能会出现的问题,拟定护理措施。

(张 庆)

第三十四章 降糖药

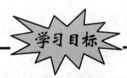

1. 熟悉胰岛素的用药基础。
2. 了解胰岛素的不良反应，并说出护理用药注意事项。
3. 熟悉磺酰脲类药物的不良反应，并说出护理用药的注意事项。
4. 了解双胍类药物用途和不良反应。

降糖药是指通过调节糖代谢降低血糖来治疗糖尿病的药物。主要包括胰岛素和口服降糖药两大类。

 知识链接

糖尿病是机体分泌的胰岛素绝对或相对不足，引起以糖代谢紊乱、血糖升高为主要综合征的代谢性疾病。临床将其分为胰岛素依赖型糖尿病(1型)和非胰岛素依赖型糖尿病(2型)两种类型，后者占患者总数的90%以上。糖尿病的典型症状是多饮、多食、多尿，少体重，故称"三多一少"。

目前尚无根治糖尿病的方法，合理应用药物，可以在一定程度上控制血糖水平，减轻症状，预防并发症，提高生活质量。

第一节 胰岛素

【用药基础】

胰岛素口服易被消化酶破坏,作用时间短,需反复注射用药。将珠蛋白、精蛋白等与之结合可形成中效、长效制剂。主要药理作用有以下几点。

(1) 胰岛素使血糖的去路增加,来源减少,从而降低血糖。

(2) 抑制脂肪分解,促进脂肪合成和贮存,使血中游离脂肪酸和酮体的生成减少。

(3) 促进氨基酸的转运和蛋白质的合成,抑制蛋白质分解。

(4) 促进钾离子进入细胞内,使血钾浓度降低。

知识链接

胰岛素低血糖反应

胰岛素给药不合理容易出现低血糖反应,轻者可引起强烈的饥饿感、心慌、气短、出汗、萎靡不振、震颤等症状,严重时可出现惊厥、昏迷、胰岛素休克,甚至引起脑损伤及死亡。在合理制订给药方案,提倡使用长效制剂的同时,建议患者随身携带糖果等食物预防。

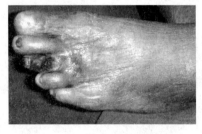

图34-1 重度糖尿病引起的脚趾溃疡

【护理应用】

1. **糖尿病** 包括:① 1型糖尿病;② 饮食疗法与口服降血糖药治疗无效的2型糖尿病;③ 糖尿病继发各种急性或严重并发症,如酮症酸中毒、非酮症性高渗性昏迷等;④ 糖尿病合并高热、严重感染等严重疾病(图34-1);⑤ 糖尿病患者处于妊娠、创伤、手术等各种应激状态时。

2. **治疗** 纠正细胞内缺钾,防治心肌梗死等心脏疾病导致的心律失常。一般由胰岛素、葡萄糖、氯化钾组成极化液合剂(简称GIK液)。

【用药监护】

(一) 不良反应

1. **低血糖反应** 胰岛素给药不当可出现明显的低血糖反应,是最常见的不良反应,要指导患者及家属采取必要的预防措施。

2. **变态反应** 表现为药热、皮疹、荨麻疹及血管神经性水肿等,偶可发生过敏性休克。

3. **胰岛素耐受性(胰岛素抵抗)** 创伤、感染、手术、情绪激动等原因可降低胰岛素作用,长期应用体内会产生胰岛素抗体或胰岛素受体数量下调,也可出现耐受现象。

(二) 护理用药注意事项

(1) 注意观察患者低血糖症状,并告诉患者及家属出现低血糖反应时的应急措施,如吃糖果、饼干等,严重者静脉注射葡萄糖溶液。

(2) 嘱患者注意注射胰岛素与进餐的时间关系,若进餐时间改变,则必须相应改变注射胰岛素的时间。

(3) 要注意胰岛素制剂的类型、有效期,如药液有变色、凝固或出现絮状者均不能应用。

(4) 注射时应抽回血,绝不可误注入血管中,以防发生低血糖反应。

(5) 注射部位为大腿、腹部、臀部等,应注意有计划地轮流更换注射部位,以减少组织损伤。

(6) 如需用短效和长效胰岛素混合注射时,应先抽短效药,后抽长效药,以免造成药物不纯,影响效果。

第二节 口服降血糖药

知识链接

口服降糖药的发现史

早在1918年胍类就被发现有降血糖的作用;1926年曾用于临床治疗,但因其严重的肝毒性而终止;1930年,发现磺胺药物可以引起低血糖,特别是1950年在使用磺胺治疗感染时多次观察到低血糖反应,人们开始重视此类药物的研究;1954年合成了第一个磺酰脲类药物,至此拉开了研制口服降糖药的序幕。近年来,胰岛素增敏药、促胰岛素分泌药(餐时血糖调节药)的研制成功又为糖尿病提供了新的治疗药物。

人工合成的口服降血糖药有磺酰脲类、双胍类、葡萄糖苷酶抑制药、胰岛素增敏药等,因给药方便,作用持久而得到广泛应用。

 一、磺酰脲类

本类药物主要包括:甲苯磺丁脲(D_{860})、格列本脲(优降糖)、格列吡嗪、格列齐特(达美康)、格列美脲等。

【用药基础】

本类药物对正常人和胰岛功能尚存的糖尿病患者都有作用,主要是直接刺激胰岛β细胞释放内源性胰岛素,并能促进葡萄糖的利用以及糖原和脂肪的合成。格列齐特还有一定的抗凝血功能,对预防糖尿病患者微血管并发症有一定的效果。

【护理应用】

临床用于治疗胰腺功能尚未完全丧失且单用控制饮食无效的2型轻、中度糖尿病,对1型或重症糖尿病无效。与胰岛素或其他口服降血糖药有协同作用。

【用药监护】

(一) 不良反应

本类药物的不良反应主要是消化道反应,表现为食欲不振、恶心、呕吐、腹泻、肝功能损害、偶见中毒性肝炎。使用过量会出现明显的低血糖反应,并可诱发冠心病患者心绞痛发作和心肌梗死,也可引起脑血管意外。也会出现过敏反应,引起皮疹、药热、荨麻疹、皮肤瘙痒等。

(二)护理用药注意事项

(1)嘱患者按时服药,一般在餐前数分钟服用。

(2)劝告患者在服药期间戒酒,因饮酒会加强降血糖作用,在饮酒后可迅速出现面部潮红、头痛、呼吸急促和心动过速。

(3)对老年人及肝、肾功能不良者应密切观察低血糖反应。

二、双胍类

本类药物包括甲福明(二甲双胍)、苯乙福明(苯乙双胍)。

对糖尿病患者有降血糖作用,但对正常人几乎无作用。主要通过抑制肠道对葡萄糖的吸收、加速外周组织对葡萄糖的摄取和利用来发挥降糖作用。

主要用于轻、中度2型糖尿病,特别是对胰岛素耐受的肥胖患者效果明显。亦可与胰岛素合用于中、重度糖尿病。

常见胃肠道反应,表现为恶心、呕吐、腹泻、口中有金属味等。也可引起巨幼红细胞性贫血和乳酸性酸中毒,严重者可危及生命。

三、其他口服降血糖药

1. **葡萄糖苷酶抑制药**　常用的有阿卡波糖、米格列醇、伏格列波糖等。通过在小肠竞争性抑制葡萄糖苷酶,延缓葡萄糖吸收,降低餐后血糖。用于轻、中度2型糖尿病,尤其适用于老年患者。

 知识链接

糖尿病的非药物治疗

1. **健康教育**　使患者及家属明确糖尿病治疗不当的危害,学会自我检测血糖,积极配合治疗,改善心理状态。

2. **饮食治疗**　根据病情和生活工作情况制定饮食计划,计算总热卡并合理分配,限制饮酒,控制食盐摄入量。

3. **运动疗法**　了解该疗法适应证,制定合理的运动计划,同时配合药物治疗。

---

2. **胰岛素增敏药**　主要有罗格列酮、环格列酮、吡格列酮等。本类药物可增强肌肉和脂肪组织对胰岛素的敏感性,改善胰岛素抵抗而降低血糖,并减少发生低血糖的危险。适用于其他降糖药疗效不佳的2型糖尿病,尤其是有胰岛素抵抗的糖尿病。本类药物最常见的不良反应是诱发呼吸道感染、头痛、水肿;严重反应是肝毒性。

3. **非磺酰脲类促胰岛素分泌药**　主要有瑞格列那和那格列奈。本类药物可促进胰岛β细胞释放胰岛素,对改善餐后高血糖非常有效,又被称为"餐时血糖调节药"。主要适用于非胰岛素依赖的Ⅱ型糖尿病,也适用于糖尿病肾病患者。常见的不良反应是低血糖和消化道反应等。

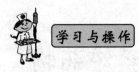

活动　病例分析

某患者,男性,44岁,身高1.71 m,体重83 kg,喜好油腻食物和饮酒,不喜欢运动。3年前体检发现空腹血糖为7.7 mmol/L,无其他自感症状,被确诊为2型糖尿病,开始服用格列本脲,每次2.5 mg,每日2次,并遵医嘱控制饮食和参加锻炼。但治疗方案执行效果不佳,近日因感冒延迟不愈,并出现明显的"三多一少"症状而就诊。经体检空腹血糖为8.31 mmol/L,餐后2 h血糖为14.23 mmol/L,初步诊断为2型糖尿病进行性加重,拟定给与胰岛素治疗,配伍瑞格列那和阿卡波糖。

1. 试分析患者首次治疗效果不佳的原因有哪些?
2. 医生为何采用胰岛素治疗并配伍瑞格列那和阿卡波糖?
3. 预测患者在治疗中和治疗后会出现哪些问题,拟定相应的护理措施。

(张　庆)

第三十五章 作用于血液和造血系统药物

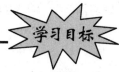

1. 了解促凝血药和抗凝血药及溶栓药的用药基础、护理应用和用药监护。
2. 理解抗贫血药铁制剂、叶酸和维生素 B_{12} 的用药基础、护理应用和用药监护。
3. 了解血容量扩充药的用药基础、护理应用和用药监护。

第一节 促凝血药和抗凝血药

知识链接1

凝血反应过程

体内的凝血和抗凝血系统在正常状态下维持着动态平衡,血液凝固过程有内源性和外源性两条途径(图25-1),此过程需要多种凝血因子参加,最终生成纤维蛋白,并网罗血小板而引起凝血。而纤维蛋白又可被纤溶酶分解,使血栓溶解。

促凝血药可通过激活凝血过程的某些凝血因子而防治某些凝血功能低下所致的出血性疾病。而抗凝血药通过抑制凝血过程的某些凝血因子而阻止血栓形成,主要用于防治血栓形成和扩大。

第三十五章 作用于血液和造血系统药物

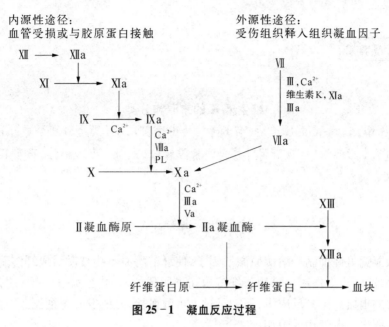

图 25-1 凝血反应过程

一、促凝血药

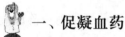

【用药基础】

维生素 K 参与凝血因子 Ⅱ、Ⅶ、Ⅸ、Ⅹ 的合成。这些因子合成受阻,会导致凝血障碍而引起出血。

【护理应用】

维生素 K 主要用于阻塞性黄疸、胆瘘、慢性腹泻患者由于维生素 K 吸收障碍引起的出血;早产儿、新生儿出血;长期大量应用广谱抗生素、水杨酸类药物、香豆素类药物导致的维生素缺乏引起的出血。

(1) 维生素 K_1。注射剂:10 mg/ml。一次 10 mg,一日 1~2 次,肌内注射。

(2) 维生素 K_3。注射剂:4 mg/ml。一次 4 mg,一日 2~3 次,肌内注射。

(3) 维生素 K_4。片剂:2 mg、4 mg。一次 2~4 mg,一日 3 次。

【用药监护】

(1) 维生素 K_1 注射过快可致潮红、呼吸困难、胸闷,甚至血压急剧下降,危及生命。维生素 K_1 只有在肌注不可行时才采用静脉给药,给药时速度要慢,药液需避光且不能久置。

(2) 维生素 K_3、维生素 K_4 口服可引起恶心、呕吐,较大剂量可致早产儿,新生儿溶血,高铁血红蛋白血症。

(3) 在治疗期间应避免使用干扰维生素 K 活性的药物。如口服抗生素、奎尼丁、水杨酸盐。

(4) 经常测定 PT,以此调整剂量。小剂量维生素 K 即可使 PT 恢复正常,过量可能诱发血栓栓塞并发症。

知识链接2

维生素K的来源和分类

维生素K为甲萘醌类物质,共有K_1(植物中存在),K_2(肠道细菌合成),K_4(人工合成)。K_1、K_2为脂溶性,口服需胆汁协助才能被吸收,K_3、K_4为水溶性,不需胆汁协助即可被吸收。

氨 甲 苯 酸

氨甲苯酸能竞争性抑制纤溶酶原激活因子,使纤溶酶原不能被激活成纤溶酶,从而抑制纤维蛋白的降解,产生止血作用。可用于纤溶酶亢进所致的出血,如肝、肺、脾、前列腺、甲状腺、肾上腺手术时的出血。不良反应少,但剂量过大可致血栓,并诱发心急梗死。有血栓形成倾向或有血管栓塞病史患者禁用或慎用。

氨甲苯酸注射剂:50 mg/5 ml,100 mg/10 ml。一次$0.1\sim0.3$ g,静脉注射或静脉滴注。一日不超过0.6 g。

二、抗凝血药

肝 素

【用药基础】

1. 抗凝作用 机制:① 激活抗凝血酶Ⅲ(ATⅢ),ATⅢ对凝血酶及凝血因子具有抑制作用。② 抑制血小板聚集。③ 阻碍纤维蛋白原转变成纤维蛋白。故肝素具有体内外抗凝作用,作用迅速而强大。

2. 降低血脂作用 可活化脂蛋白脂酶,促进乳糜微粒与VLDL水解,降低血中三酰甘油浓度。

【护理应用】

(1)血栓栓塞性疾病,防止血栓的形成和扩大。

(2)弥散性血管内凝血症(DIC),防止纤维蛋白原和凝血因子耗竭而发生的继发性出血。

(3)体外抗凝血,用于输血、心血管手术、心导管、血液透析等。

肝素钠:1 000 U/2 ml,5 000 U/2 ml,12 500 U/2 ml。一次$5\,000\sim10\,000$ U,以葡萄糖或生理NaCl溶液100 ml稀释后静脉滴注,每分钟$20\sim30$滴,$3\sim4$ h一次,每日总量25 000 U。对过敏体质患者先试用1 000 U,如无反应可用至足量。

【用药监护】

(1)注意以下药物与肝素的相互作用:抗组胺药、洋地黄类、吩噻嗪类、四环素、维生素C可拮抗肝素的作用;口服抗凝药、水杨酸等抗炎药、右旋糖酐、利舍平(利血平)、双嘧达莫(潘生丁)可增加出血危险。

(2) 因为肝素取自动物组织,可产生过敏反应。应用时,如有过敏反应的症状(寒战、发热、瘙痒、呼吸困难)应立即通知医生。

(3) 定期给患者检查全血凝固时间、PTT 和血小板计数,并观察患者有无异常出血(皮下瘀斑、血尿、大便变色),警惕自发性出血及血小板减少症的发生。

(4) 告知患者,肝素治疗后可能发生利尿效应,久用需补钾。

(5) 过量使用肝素,可致自发性出血,应严格控制剂量,一旦出血立即停药,用硫酸鱼精蛋白对抗。

(6) 长期用药可致脱发、骨质疏松和自发性骨折。

(7) 有血液凝固延缓的各种疾病、严重高血压、溃疡病、脑出血、孕妇及分娩不久的妇女禁用。

香豆素类

常用药物有双香豆素(dicoumarol,bishydroxycoumarin)和华法林(warfarin)。

本类药物结构与维生素 K 相似,可竞争性抑制维生素由环氧型向氢醌型转化,循环再利用,从而抑制凝血因子的活化。但对已经活化的凝血因子无影响,故起效慢,停药后因凝血因子的形成尚需一定时间,故作用时间长。主要用于血栓栓塞性疾病,适用于轻症及长期用药者。口服过量可致自发性出血,轻者停药,重者可用维生素 K 解救。禁忌证同肝素。

华法林钠片剂:2.5 mg、5 mg。第一日突击量 5~20 mg,以后维持量一日 2.5~7.5 mg。

枸橼酸钠

枸橼酸钠的枸橼酸根离子可与血液中的 Ca^{2+} 形成难解离的可溶性络合物,使血液中 Ca^{2+} 减少,而产生抗凝血作用。主要用于体外血液保存,防止血凝。大量输血或输血速度过快时,可引起低血钙,导致心功能不全。必要时可静注钙盐解救。

三、纤维蛋白溶解药(fibrinolytic drugs)

链霉素

【用药基础】

链激酶又名溶栓酶,能激活纤溶酶原激活因子的前体物,使之转化为激活因子,后者使纤溶酶原活化为纤溶酶,纤溶酶可降解纤维蛋白和纤维蛋白原而产生溶栓作用。纤溶酶能溶解刚形成的纤维蛋白,对形成已久,并已机化的血栓无效。故应尽早使用。

【护理应用】

(1) 冠状动脉、静脉或动脉给药,用于急性心肌梗死,缩小急性心肌梗死的面积,有利于病变血管重建血流。

(2) 深静脉血栓、肺栓塞和眼底血管栓塞。

链激酶粉针剂:10 万 U、15 万 U、20 万 U、30 万 U。先导剂量为 50 万 U,溶于 100 ml 生理

NaCl 溶液或 5% 葡萄糖溶液中静脉滴注,30 min 左右滴完。维持量为每小时 60 万 U。疗程一般 24～72 h。

【用药监护】

(1) 与肝素、口服抗凝药、抗血小板药合用可增加出血危险。

(2) 链激酶有高度抗原性,可引起过敏反应(皮疹、畏寒、发热、过敏性休克)。若发生过敏反应,应停药并给予肾上腺素、抗组胺药和糖皮质激素。

(3) 治疗期间若有明显出血症状,应停药并注射氨甲苯酸对抗。

(4) 出血性疾病、严重高血压、新近创伤以及抗凝血药应用的患者禁用。

尿 激 酶

尿激酶是从尿中提取的活性蛋白酶,它可直接激活纤溶酶原,使之转变为纤溶酶而起到溶栓作用。可用于血栓栓塞性疾病,如急性肺栓塞、脑栓塞早期和心肌梗死早期等。不良反应与链激酶相似。

组织纤维蛋白溶酶原激活剂

t-PA 是天然存在于全身各组织的一种酶,现用 DNA 重组技术制备。t-PA 与已经形成血栓的纤维蛋白,纤溶酶原结合后,使纤溶酶原转变成纤溶酶,促使纤维蛋白血块溶解。临床上主要用于心肌梗死、肺血栓。$t_{1/2}$ 约为 9 min,需静注。不良反应小,有出血倾向的患者慎用。

组织纤维蛋白溶酶原激活因子(t-PA)注射剂:50 mg。静注将本品 50 mg 溶于灭菌注射用水至 1 mg/ml。

第二节 抗 贫 血 药

 知识链接3

贫血的定义和分类

贫血是指循环血液中的红细胞数或血红蛋白长期低于正常值的病理现象。常见的贫血有:

(1) 缺铁性贫血 由于血液损失过多或铁盐吸收不足所致,患者红细胞呈小细胞低血色素性。故又称为"小细胞低色素性贫血"。

(2) 巨幼红细胞性贫血 因叶酸或维生素 B_{12} 缺乏所致,细胞呈大细胞高色素性。

(3) 再生障碍性贫血 因感染、药物、放疗等多种因素引起骨髓造血功能障碍,导致红细胞、粒细胞及血小板减少,再生障碍性贫血较难治愈。

抗贫血药只要用于贫血的补充治疗,原则是缺什么补什么,故贫血的根治还需针对病因。

铁 制 剂

常用的有硫酸亚铁(ferrous sulfate)、枸橼酸铁铵(ferric ammonium)和右旋糖酐铁(iron dextran)。

【用药基础】

口服铁制剂必须还原成 Fe^{2+} 后才能以被动转运方式在小肠上段吸收,少部分以主动转运吸收。维生素C、胃酸、果糖和半胱氨酸等还原性物质,有助于 Fe^{3+} 变成 Fe^{2+},促进铁的吸收。鞣酸、磷酸盐和抗酸药等可使铁盐沉淀,妨碍铁的吸收。吸收入血后一部分 Fe^{2+} 即被氧化成 Fe^{3+},与去铁蛋白结合成铁蛋白而储存,另一部分,转变成 Fe^{3+} 与血浆转铁蛋白结合后输送至造血组织,释出铁供造血或储存。

铁是红细胞成熟阶段合成血红素不可少的物质。吸收到骨髓的铁,进入有核红细胞的线粒体,与原卟啉结合形成血红素,血红素再与朱红蛋白结合,形成血红蛋白而发挥作用。

【护理应用】

用于缺铁性贫血。如因月经过多、消化道溃疡、痔疮等慢性失血性贫血,营养不良、妊娠、儿童生长期等引起的缺铁性贫血,萎缩性胃炎、胃癌、慢性腹泻等引起的铁吸收障碍和疟疾、溶血等导致的红细胞大量破坏。

硫酸亚铁片剂:0.3 g。一次 0.3~0.6 g,一日3次,餐后服。

枸橼酸铁铵糖浆剂。小儿用量:一日 1~2 ml/kg,分3次服。成人用量:一次 10 ml,一日3次,餐后服。

右旋糖酐铁注射剂:25 mg/2 ml、50 mg/2 ml。一次 25~50 mg,一日1次。

【用药监护】

(1) 注意避免影响铁剂吸收的各种药物及食物。

(2) 告知患者,口服常会出现胃肠刺激症状,引起腹部不适、腹痛、腹泻等,减少药量可以减轻。另外,服铁剂后可产生黑色或褐绿色粪便,但非消化道出血,不必惊慌。

(3) 为避免铁剂对消化道的刺激,同时又不影响铁剂的吸收,应在饭后 30~40 min 服用为佳。

(4) 可能由于 Fe^{2+} 与肠腔内 H_2S 结合为 FeS,减少了 H_2S 对肠蠕动性的刺激作用而引起便秘。

(5) 急性中毒。小儿误服 1 g 以上铁剂可引起急性中毒,表现为恶心、呕吐、休克、血性腹泻,甚至昏迷、惊厥和死亡。急救可用磷酸盐或碳酸钠洗胃,与铁形成难溶物减少吸收。同时胃内注入去铁胺结合残存的铁。

叶 酸

【用药基础】

叶酸广泛存在于动植物中,其中酵母、肝和绿叶蔬菜中含量最多,不耐热,长时间烹煮可被破坏。口服叶酸在肠道吸收后主要贮存在肝脏,其代谢物主要通过肾脏排泄,也可由胆汁和肠道排出。

叶酸在体内可被还原成四氢叶酸,传递一碳基团,形成嘌呤和嘧啶而合成核苷酸。叶酸缺乏,核苷酸特别是胸腺嘧啶核苷酸合成受阻,细胞有丝分裂发生障碍,影响血细胞发育,引起巨幼红细胞贫血。

【护理应用】

用于各种原因所致的巨幼红细胞性贫血,如营养性、婴儿期和妊娠期巨幼红细胞性贫血。对于维生素 B_{12} 缺乏所致"恶性贫血",叶酸只能纠正血象,不能改善神经症状,需与维生素 B_{12} 合用。对甲氨蝶呤、乙胺嘧啶、甲氧苄啶等引起的巨幼红细胞性贫血,因二氢叶酸还原酶被抑制,应用叶酸无效,需用甲酰四氢叶酸钙治疗。

维 生 素 B_{12}

【用药基础】

口服维生素 B_{12}(Vatamin B_{12})必须与胃壁细胞分泌的内因子结合,才能免受消化液破坏进入空肠,再与微绒毛膜上的特殊受体结合进入细胞内,释出内因子和维生素 B_{12}。恶性贫血病人胃粘膜萎缩,内因子缺乏,故需注射给药。

维生素 B_{12} 为细胞分裂和维持神经组织髓鞘完整所必须的辅酶,参与体内多种生化反应。

知识链接4

维 生 素 B_{12}

维生素 B_{12} 为含钴复合物,广泛存在于动物内脏、牛奶和蛋黄中。药物维生素 B_{12} 有氰钴胺、羟钴胺、硝钴胺等。

【护理应用】

(1) 恶性贫血和其他巨幼红细胞性贫血。

(2) 作为神经系统疾病、肝脏疾病、白细胞减少症和再生障碍性贫血的辅助治疗。

叶酸片剂:5 mg。一次 5~10 mg,一日 3 次。注射剂:15 mg/ml。一次 15~30 mg,一日 1 次,肌内注射。

甲酰四氢叶酸钙注射剂:3 mg/ml。一次 3~6 mg,一日 1 次,肌内注射。

第三节 血容量扩充剂

右 旋 糖 苷

右旋糖酐为葡萄糖的聚合物,有中分子量(平均分子量为 70 000)、低分子量(40 000)和小分子量(10 000)。

【用药基础】

右旋糖酐分子量大,不易渗出血管,因为提高了血液的胶体渗透压而扩充血容量、维持血压。不同分子量的作用特点如表 35-1 所示。

第三十五章 作用于血液和造血系统药物

表 35-1 不同分子量右旋糖酐作用特点比较

分 类	增加渗透压	抑制血小板、红细胞聚集	抑制凝血酶原	渗透性利尿
右旋糖酐 70	++++	-	-	+
右旋糖酐 40	+++	+	+	+
右旋糖酐 10	++	+	+	+

【护理应用】

(1) 低血容量性休克(急性失血、创伤和烧伤性休克),以右旋糖酐 40 为好。

(2) DIC、血栓栓塞性疾病,以低分子、小分子右旋糖酐为好。

【用药监护】

(1) 过敏反应(皮肤过敏、过敏性休克),凝血障碍、血小板减少,开始应用时,应缓慢滴注,严密观察 15 min。

(2) 严重肾病、充血性心力衰竭和有出血倾向者禁用。

学习与操作

活动 病例分析

病例1

某患者,女性,36 岁,子宫肌瘤史,每月月经量较多,近 2 月来感乏力,有时头晕,来医院检查时发现口唇、眼结膜较苍白,心率 98 次/分,律齐,BP90/60 mmHg,查血常规:血红蛋白 82 g/L,血小板 150×10^9/L。

病例2

某患者,男性,76 岁,突发左侧胸前区疼痛 4 h,压榨性疼痛,自服硝酸甘油 2 粒无好转,伴有出冷汗,心悸,来医院查 BP100/60 mmHg,HR52 次/分,律不齐,心电图显示:Ⅱ、Ⅲ、avF 导连 ST 段弓背向上样抬高 3 mm,提示下壁急性心肌梗死。

(陈晓晶)

图书在版编目(CIP)数据

药物应用护理/吴国忠主编. —上海:复旦大学出版社,2008.7(2022.2 重印)
(21 世纪中等职业教育护理系列教材)
ISBN 978-7-309-05933-5

Ⅰ.药… Ⅱ.吴… Ⅲ.药物-应用-护理学-专业学校-教材 Ⅳ.R47

中国版本图书馆 CIP 数据核字(2008)第 019405 号

药物应用护理
吴国忠　主编
责任编辑/魏　岚

复旦大学出版社有限公司出版发行
上海市国权路 579 号　邮编:200433
网址: fupnet@ fudanpress.com　http://www.fudanpress.com
门市零售: 86-21-65102580　团体订购: 86-21-65104505
出版部电话: 86-21-65642845
浙江临安曙光印务有限公司

开本 787×1092　1/16　印张 13.5　字数 316 千
2022 年 2 月第 1 版第 8 次印刷

ISBN 978-7-309-05933-5/R·1022
定价: 40.00 元

如有印装质量问题,请向复旦大学出版社有限公司出版部调换。
版权所有　侵权必究